배

생명의 근원인 배 …
배를 잡아야 온몸이 건강하다

ET SI ÇA VENAIT DU VENTRE?
by Pierre Pallardy

© Éditions Robert Laffont, Paris, 2002
All rights reserved.

Korean Edition Copyright © 2005 by Charm Soul Publishing House
Korean Edition Rights arranged with Éditions Robert Laffont
through BookCosmos, Seoul Korea.

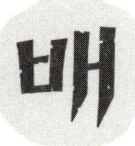

생명의 근원인 배 …
배를 잡아야 온몸이 건강하다

피에르 팔라르디 지음 | 박정연 옮김

|참솔|

🌿 건강의 비밀이란 본래부터 우리 자신의 내부에 존재해 왔음을

확실하게 깨닫는 계기가 되길 바랍니다.

🌿 미술을 하고 싶은 자신의 희망을 접고,

35년 동안 한결같이 나의 열정을 이해해주고 도와준

아내 플로랑스에게 사랑과 고마움을 전합니다.

🌿 환자에게 용기를 북돋워주고,

환자가 고통을 이겨내도록 도와주며,

때로 너무나 외로운 의료의 길에서 최선을 다하는 의사,

카이로프랙터(척추 지압요법사), 물리치료사, 간호사, 조산사에게

이 책을 바칩니다.

차례

■ 시작하는 글 ... 9

　배가 건강의 중심이다 ... 11
　배는 제2의 두뇌! ... 17
　소중한 배, 똑똑한 배 ... 20

제1부
나만의 배 건강법을 발견하기까지 ... 22

　마침내 의학계도 인정한 배 건강법 ... 24
　화가 피카소를 우연히 치료하다 ... 27

제2부
유명인사들도 감동한 나만의 치료법 ... 34

　7가지 나만의 치료법 ... 36
　복식호흡 ... 39
　제2의 뇌, 배로 숨쉬는 법을 다시 익히자 ... 50
　천천히, 규칙적으로 먹는 습관 ... 53
　스스로 영양사가 되고, 식생활 일지를 쓰자 ... 66
　올바른 먹거리의 선택 ... 69
　배와 머리를 연결하는 최고의 아침식단 ... 100
　스스로 즐기는 운동 ... 106

즐거운 운동을 위한 십계명 ... 115
두 뇌의 체조 ... 119
두 뇌의 체조를 어떻게 할까 ... 125
두 뇌의 자가 마사지 ... 131
복식명상 ... 139

제3부
각종 질병을 확실히 낫게 하는 자연 치유법 ... 148

비용과 부작용이 전혀 없는 완벽 가이드 ... 150
공기연하증 ... 152
아토피 등 음식물 알레르기 ... 155
정서불안증 ... 158
천식과 비염, 기타 이비인후과 질환 ... 163
암 ... 166
셀룰라이트 ... 170
대장염 ... 174
변비 ... 178
우울증 ... 182
당뇨병 ... 186
만성피로 ... 192
위염 ... 197
불면증 ... 200
등 통증과 류머티즘성 관절염 ... 205
두통과 편두통 ... 211

비만과 과체중 ... 213
매력적인 아름다움을 위하여 ... 218
심장병 등 순환계 질환 ... 224
섹스 장애 ... 228
노화 현상 ... 231

- **마무리 하는 글** ... 239
- **옮긴이의 글** ... 242
  타고난 자연의 치유력을 회복하는 법!

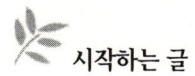 시작하는 글

　　　　　때로 삶의 기쁨을 앗아갈 정도로 쉴 새 없이 찾아오는 지극한 고통에 정신없이 휘둘리는 환자들, 또 육체뿐 아니라 정신적으로도 다양한 질환을 앓고 있는 환자들을 나만의 치료법을 통해 보살핀 지도 35년이 넘었다.

　환자라면 누구나 자신의 문제를 완치시켜, 몸과 마음에 평화를 돌려주며, 편안한 느낌을 되찾아줄 어떤 해결책을 간절히 고대할 것이다. 우리가 '건강'이라고 부르는 '행복'에 누구든지 가까이 다가설 수 있기 때문이다.

　나는 가만히 그들의 눈을 들여다본다. 그러면 굳이 사연을 물어볼 필요성을 느끼지 못한다. 지금껏 그들이 어떻게 살아왔는지 예외 없이 모두 알 수 있기 때문이다.

　괴로움에 어찌할 바 몰라 허둥대는 환자들은 각 분야의 의사와 전문가를 찾아 전전한다. 이들은 철저한 식이요법을 해보았으며, 여러 가지 주사도 맞아보았다. 또한 '기적의 약'을 먹어보았고, 항우울제를 먹다가 슈퍼 비타민을 먹는 등 온갖 치료 방법을 실천해 보았다. 이들은 고통스러운 상황을 끝내고자 하는 희망, 늘 실망하고 말지만 끊임없이 솟아나는 그 희망이라는 것에 이끌려 만방에 도움도 요청해보았다.

우리의 일상에는 수많은 함정이 있다. 지나치게 빡빡한 스케줄 때문에 한숨을 돌리거나 긴장을 늦출 시간마저 없다. 또 우리는 지나치게 기름지고 지나치게 단 음식을 아무 곳에서, 아무렇게나, 게다가 너무 빨리 먹는다. 그리고 잘한다고 생각하며 하는 운동이 종종 자신의 몸이나 나이에 맞지 않는다.

밤마다 찾아오는 피로와 불면증, 아무리 노력해도 줄지 않는 몸무게, 온몸을 마비시킬 정도로 고통스러운 어깨와 등의 통증은 어떤 방법을 동원해도 이겨내기 어렵다. 류머티즘이나 성 장애 — 여성의 불감증이나 남성의 성불능 — 각종 알레르기도 마찬가지이다. 나는 환자의 얼굴이나 피부에서 병약해진 신호, 혹은 때이른 노화의 신호를 발견하곤 한다. 한창 삶의 즐거움을 만끽해야 할 나이에 있는 젊디 젊은 — 사실 우리는 아주 오랫동안 젊음을 유지할 수 있다 — 여성과 남성에게서 어떤 체념의 예고와도 같은 우리 시대의 병, 즉 우울증의 증세를 발견한다.

이런 현실에 나는 분노한다. 35년이 넘도록 카이로프랙터(척추 지압요법사), 영양사, 물리치료사로서 환자를 관찰하고 치료하고 연구하면서 얻은 경험을 통해, 이와 같은 신체적·정신적 참사는 거의 완전하게 피할 수 있을 뿐 아니라, 아주 근절시킬 수도 있다는 사실을 잘 알고 있기 때문이다.

단, 조건이 있다. 몇 가지 자잘한 습관을 바꾸고, 먹고 숨쉬는 방법을 고치며, 간단한 원칙을 따르고, 자기 자신을 바라보는 시각을 바꾸어야 한다. 그리고 이러한 아픔은 배에 근원이 있기 때문에, 배의 건강을 되찾으면 삶의 평화와 고요와 아름다움을 누릴 수 있다는 사실도 깨달아야 한다.

배가 건강의 중심이다

경우에 따라 비논리적이거나 불명확하게 느껴질 수도 있겠지만, 사실 '이 모든 것'의 원인이 배에 있다고 나는 생각한다. 치료사 생활을 시작하던 초창기부터, 환자들이 겪는 각종 어려움을 온힘을 다해 치료하며, 환자가 자신과 화해하도록 도와주는 과정에서, 나는 이것을 자연스럽게 알게 되었다..

단언컨대, 배는 우리 생명의 중심이다. 환자가 아프다고 호소해 오는 곳이 어느 지점이든지 간에, 언제나 내가 제일 먼저 손을 대는 곳은 환자의 배이다.

1979년에 발간된 나의 첫 책 『원기 왕성 La Grande Forme』에서는 배 건강을 유지하고 배에 지속적으로 산소를 공급하는 일이 얼마나 중요한지에 대해 강조했다. 한걸음 더 나아가 1981년에 출간된 『건강하게 En pleine santé』에서는 각종 기능 장애와 배의 이상 사이에는 서로 밀접한 관계가 있다는 점을 자세하게 설명했다. 1987년에 출판된 『먹으면 나으리라 Manger pour guérir』에서는 머리와 몸을 맑게 해주는 간단한 방법을 설명하며 이런 표현을 쓴 적이 있다.

'20여년 전부터 매일같이 나의 진료실에서 만나는 남녀 환자들은 이렇게 말한다. "등도 아프고, 목도 뻐근하고, 관절도 시리고, 몸은 완전히 녹초가 되었어요" "제대로 잠을 못 자요" "끔찍한 두통 때문에 괴로워요" "머릿속이 지끈거려 아무것도 할 수 없습니다" "더 이상 어떤 것도 견뎌내지 못하겠어요."'

이들은 하나같이 등과 팔다리, 목이 긴장되어 뻣뻣하게 경직되었거나 뭉쳐 있었고, 배는 단단하거나 팽팽하고 불룩해져 있었다. 나는 몇몇 신경총(우리 몸의 특정한 부위에 신경세포가 모여 소집단을 이루고 있는 곳. 척추동물은 그물모양 구조를 보인다 - 옮긴이)이나 몇 군데 자오선(마사지 전문용어. 우리 몸의 에너지 전달 통로라고 한다 - 옮긴이)을 따라 극심한 통점을 찾아낼 수 있었는데, 이 신경총 하나하나가 부드럽게 풀어지도록 배를 천천히 마사지했다. 이렇게 치료하다보면 신경총이 이완되는 것을 느낄 수 있는데, 이것은 각각의 증상이 나아가고 있다는 증거였다.

『요요현상 없이 살빼기 Maigrir sans regrossir』에서 나는 온갖 다이어트에 반기를 들고, 소화·배설의 순환고리에 직결되는 '복식호흡'에 의한 산화라는 방법을 추천했다. 같은 맥락에서 이것이 과체중뿐 아니라 불면증, 피로감, 피부질환, 우울증, 알레르기 등의 기능 장애에도 효과가 있음을 알려주었다.

마지막으로 『더 이상 등 통증은 없다 Plus jamais mal au dos』는 고난도의 운동을 하는 선수를 포함한 수많은 독자들로부터, 등 통증(배통)에 대하여 획기적 사실을 알게 되었다는 평가를 받은 책이다. 나는 이 책에서 재발성 좌골신경통, 만성요통, 그외 각종 신경통과 류머티즘을 포함한 대부분의 등 통증이 '복식호흡' 요법을 지속적으로 실천하고, 식생활에 유의하며, 배의 건강을 되찾으면 금세 낫는다고 설명했다.

시간이 지나면서 나는 개인적인 경험 — 뒤에서 자세히 얘기할 것이다 — 을 바탕으로 직관적으로 지니게 된 확신을 더욱 분명히 할 수 있었다. 내가 볼 때 우리의 배는 단순히 음식물을 소화하고 흡수하며, 찌꺼기와 독소를 배설하는 임무만 수행하는 단순한 기계 장치가 아니었다. 배는 '제2의 뇌'이며, 건강과 안정을 되찾는데 매우 중요한 역할을 담당한다고 확신했다.

나의 환자와 동료, 의사 중에서 일부는 나의 이런 주장에 그저 미소만 지을 뿐이었지만, 나는 소신을 굽힐 수 없었다. 그러면서 "근본적으로 배를 치료하지 않은 채, 등 통증이나 고질적인 두통 같은 기능 장애를 지엽적으로 치료하는 것은 아무 소용이 없다"고 주장하였다.

고대 시절, 배는 영혼의 본부로 간주되었으며, 동양의 의사들은 배를 중심으로 치료하고, 중국에서는 맥을 짚고 심장에 청진기를 대면서 배를 진단한다고 아무리 설득해도 소용이 없었다. 나는 다소 미흡하지만 의학적인 커뮤니케이션으로, 배가 척수(척추 속에 있는 중추신경계. 두뇌와 말초신경 사이에서 운동, 전달, 반사 등의 역할을 한다 - 옮긴이)와 동일한 양의 면역세포를 만들어낸다는 사실을 강조해보기도 했지만, 그들은 그저 내 말을 신중하게 들으며 고개를 끄덕일 뿐이었다.

치료 과정에서 얻은 확신을 바탕으로 진료하면서 점차 놀라운 성과를 나타내었지만, 회의적인 사람들을 설득시키기에는 여전히 역부족이었다.

목 신경염을 앓고 있던 한 유명한 의사가 생각난다. 목 신경염의 주요 증상은 어떤 진통제로도 잘 낫지 않는 고질적인 어깨통증이었다. 그는 수많은 동료 의사의 진찰을 받으며 별의별 치료(소염진통제, 각종 주사, 물리치료 등)를 다 해보았으나 전혀 차도가 없었다. 그가 나에게로 왔을 때, 그의 배 상태는 그야말로 엉망이었다. 통증을 호소하는 그의 어깨는 건드리지도 않은 채, 나는 손으로 그의 배를 몇 차례 치료해주었다. 그리고 매일 6 ~ 7잔씩 마신다는 커피를 금지시키고, 규칙적으로 천천히 식사하는 습관을 들이면서, 복식호흡을 실시하도록 처방하였다. 머지않아 그의 병에 눈에 띄는 차도가 생겼고, 그는 무척이나 고마워했다. 이것은 사막에서 물고기를 낚은 격이었다.

  2000년 벽두의 어느 날, 미국의 저명한 의학 전문잡지에 이런 기사가 실렸다. 오랫동안 실시된 정밀한 연구 결과, 다음과 같은 놀라운 결론이 나왔다는 것이다!

- 구조적으로나 신경·화학적으로 볼 때, 우리의 배는 분명 대뇌에 직접적으로 연결되어 보조적인 역할을 수행하는 '제2의 두뇌'이다.
- 배는 내장을 통해 신체의 각 기관에 신경을 분포시키고, 우리의 생명을 유지시키며, 심각한 질환으로부터 우리 몸을 보호해주는 면역세포의 70~85%를 생산한다.
  또한 근육과 관절의 기능에 중요한 역할을 담당하는 이른바 간세포도 생산한다.
- 우리의 뱃속에는, 제1뇌(대뇌) 속에 있는 것과 동일한 분자로 이루어진 신경전달물질(혹은 신경메신저)과 신경조절기가 상상 이상으로 복잡한 구조를 이루고 있다. 이들 미세한 물질 가운데 세로토닌과 멜라토닌, 아세틸콜린, 에피네프린, 네트린 등 총 30여 가지가 밝혀졌으며, 그밖의 다른 물질도 곧 밝혀질 예정이다.

이어 해부학 및 세포생물학 전공인 컬럼비아 대학(뉴욕)의 마이클 거슨(Mickael D. Gershon) 교수가 2002년 초 『제2의 뇌 The Second Brain』라는 책을 출간해 굉장한 반향을 불러일으켰다. 이 책은 30년 연구의 결실이다. 그는 다음과 같이 책에 썼다.

"우리 머릿속 뇌와 뱃속의 뇌가 함께 작동해야 한다. 그렇지 않으면 뱃속에는 대혼란이, 머릿속에는 대참사가 발생하게 된다."

거슨 교수는 '미주신경'을 통해 두 개의 뇌가 화학적으로 상호작용한다는 사실을 입증했다. 또한 배는 미각도 느낄 수 있을 것으로 추정되는데, 최근 보스턴 대학의 한 연구팀은 쥐의 위와 장에서 쓴맛을 수용하는 세포를 발견해냈다!

이 굉장한 책에는 내가 경험이나 직관으로 알고 있던 모든 것이 과학적으로 입증된 사실로 정리되어 있었다. 즉 배를 치료함으로써, 변질되거나 변형되어 있는 배의 기능(위염, 대장염, 변비, 설사 등)을 회복시켜 배를 건강하게 만들 수 있고, 이를 통하여 환자의 모든 신체적 · 정신적 장애를 완화시키고 치료할 수 있으며, 면역체계를 강화할 수 있다는 내용이었다.

이 문제에 대하여 나는 나름대로 야심찬 계획을 갖고 있었지만, 거슨 교수만큼 깊이 나아가지 못했다. 거슨 교수의 책 가운데 일부 내용을, 나는 이 책의 실제 가이드 부분에서 인용할 것이다. 그는 알츠하이머병을 구성하는 요소인 아밀로이드 플라크가 뇌뿐만 아니라, 장 속에서도 만들어진다는 점을 보여주었다. 이것이 파킨슨병에도 마찬가지로 적용된다는 사실 또한 발견되었다!

거슨 교수의 책을 읽으면서, 배를 위주로 한 나의 경험과 직관에 의한 치료법이 왜 언제나 심혈관계 질환과 당뇨병에 차도를 가져오며, 혈압을 정상화하고 나쁜 콜레스테롤의 수치를 줄여주며, 근육통과 류머티즘을 없애줄 수 있었는지 분명하게 이해할 수 있게 되었다. 세로토닌이나 머리와 배에서 생산되는 그밖의 분자에 관련된 정신질환(정서불안 상태, 우울증 등)의 치료에 대해서도 마찬가지의 확신을 얻을 수 있었다.

배는 제2의 두뇌!

내가 환자의 배를 치료하면서 가끔씩 관찰할 수 있었던 것은, 정신과의사나 정신분석학자처럼 내 치료법이 환자의 가슴 깊이 새겨졌던 어린 시절의 고통스러운 기억을, 극심한 괴로움으로 되살아나게 한다는 점이었다. 배를 치료받던 환자가 예측불허의 순간에 불쑥 자신의 얘기를 털어놓은 적이 한두번이 아니었다. 결과적으로 내가 환자의 무의식 속에 갇혀 있던 고통스러운 지점을 손으로 건드렸으며, 억압되어 있던 어떤 추억이나 충격을 일깨워놓은 것임을 알 수 있었다.

배 치료를 시작하면서, 나는 때로 환자에게 눈물과 울부짖음 혹은 속내를 털어놓게 하고, 어떨 때는 일종의 신경발작을 불러일으키게도 했다. 이제 배가 생성하는 신경전달물질의 역할과 두 뇌(머리와 배) 사이의 관계 및 연결의 중요성을 아는 까닭에, 나는 더 이상 그러한 현상에 놀라지 않는다.

일찍이 위대한 정신분석학의 선구자들은 이러한 두 뇌의 '접속' 상태를 감지하고 있었던 것 같다. 프로이트와 융이 환자에게 심층적인 질문을 할 때면, 환자의 손을 머리와 배에 올려놓곤 했다는 사실을 책에서 읽은 적이 있다. 어떤 이들은 프로이트가 애초부터 환자의 배를 마사지했다고 단언하기까지 한다.

나 역시 환자의 신경증적인 상태를 좋아지게 하고 불안증을 없애줌으로써, 금세 통증이 사라지게 하거나, 적어도 통증을 견딜 수 있을 정도로 약하게 만들어준 경험이 적지 않다. 이제 나는 내 치료법의 성공이 바로 두 뇌(머리와 배)를 조화롭게 만든다는 사실에서 비롯되며, 대개 불면증이나 우울증, 성 장애 등을 극복하면 정신적인 장애까지 사라지게 된다는 사실을 확신하고 있다.

우리의 배에 이상이 생기면, 본질적으로 배와 관계없다고 생각되는 질환(관절염, 등 통증, 피로감, 피부 트러블, 불면증, 성 장애 등)을 포함하여, 우리를 힘들게 하는 수많은 통증을 유발할 수 있다.

이 책은 우리가 제2의 뇌인 배의 건강을 점검하고 유지할 수 있도록 도와줄 것이다. 또 현재 우리를 고통스럽게 하거나 혹은 언젠가 걸릴지 모르는 수많은 질환에 대한 해결책을 제시한다. 호흡법,

마사지법, 식생활뿐 아니라, 오랫동안 내가 조사하고 연구해온 비법들을 소개할 것이다.

일찍이 나는 이 방법들이 서로 '통한다'는 사실을 깨달았는데, 환자들을 고쳐준 내 경험이 분명한 증거가 된다. 이제는 왜 이 방법이 서로 통하는지 원인까지 알게 되었다. 이 문제에 대해 여러 석학과 실험실의 연구진이 이제야 찾은 결론을, 30여년 전부터 나는 본능적으로 알아챘다는 사실에 뿌듯한 자긍심도 느낀다.

이제 막 배는 의학계에서 '제 2의 두뇌'라는 고귀한 칭호를 획득했다. 동시에 나는 우리 사회가 그동안 간파하지 못했던 배의 진면목을 새롭게 인식하기 시작하는 분위기를 직감한다. 치마와 바지의 길이가 다시 짧아지고, 젊은 여성은 부끄러움 없이 배꼽을 내놓는다. 배가 드러나는 옷을 거리낌 없이 입고, 귀를 뚫듯 이제는 배꼽까지 뚫는다. 배꼽춤과 배꼽티가 유행이며, 임신한 여성의 불룩한 배도 광고에 자주 등장한다.

이런 변화는 치료실의 침대에서도 발견할 수 있다. 내가 카이로프랙틱(척추 지압요법)과 영양학 공부를 마치기 전, 그러니까 마사지 치료를 막 시작했을 무렵, 환자들은 내 손이 그들의 배로 향할 때면 본능적으로 일종의 거부감을 보이곤 했다. 마치 내 손이 그들의 내밀한 곳을 침범하며 금지선을 넘기라도 하듯 말이다.

하지만 오늘날에는 전혀 다른 반응을 보인다. 치료 첫날부터 소장이나 대장, 간 등 부분의 신경총을 주무르며 매우 심한 통증을 일으킬 때에도, 환자들은 동요 없이 내 치료에 몸을 맡기고, 어떤 이들은 더 적극적으로 치료해달라고 요구하기까지 한다.

소중한 배, 똑똑한 배

이 책에서 제안하는 건강법은 기대 이상으로 훨씬 다양하고 효과적이며, 미래를 위한 대비책이 될 수 있다. 나의 조언대로 배가 건강하도록 보살핀다면, 우리는 소비사회의 심각한 위험으로부터 자신을 보호할 수 있다고 확신한다. 알다시피 평균수명이 꾸준히 올라가고 있는 선진국에서조차 오늘날 두 명 중 한 명 꼴로 암에 걸리고 있다. 그러나 배에서 만들어지는 면역세포가 양적으로나 질적으로 향상되면, 우리가 각종 악성종양에 걸릴 확률이 현저하게 낮아진다.

오늘날 나의 '배 건강법'이나 '두 개의 뇌 조화법'은 화학치료나 방사선치료로 처치되는 질환에도 상당히 기여하고 있다. 나는 날마다 이에 대한 새로운 소식을 접한다. 우리 시대의 또다른 비극적 질환인 고혈압과 심장병을 앓고 있는 이들에게도, 나의 치료법이 외과수술 후에 기운을 되찾고 약물치료를 도와주어서, 그들이 병을 이겨내는데 효과적인 무기가 될 수 있다.

나는 최근의 모든 의학적 연구 결과를 신중히 검토해보았다. 그 결과 제1뇌와 완벽하게 연결되어 있는 건강한 제2뇌가 대부분의 기능 장애를 낫게 하고, 심리적인 것을 비롯한 수많은 질병을 완화시키며, 노화를 늦춰줄 수 있다는 사실을 알게 되었다. 한마디로 배는 우리의 건강한 삶을 확실하게 보장해준다는 결론에 이르게 된 것이다.

제1부
나만의 배 건강법을 발견하기까지

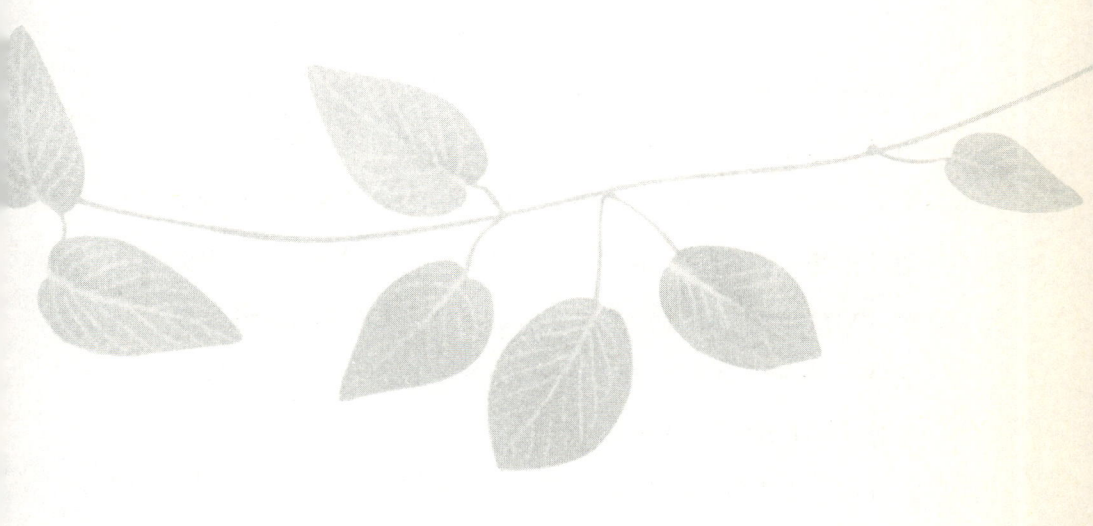

마침내 의학계도 인정한 배 건강법

나의 어린 시절은 온통 어둡고 고통스러운 기억으로 가득 차 있다. 지금도 그 시절을 돌이켜보면, 눈가에 눈물이 맺히고 가슴이 미어지며 배가 아파온다. 나는 열번째로 태어난 막내였고, 어머니는 나를 낳다 돌아가셨다. 아버지는 선량하지만 매우 엄격한 분이셨는데, 어머니가 돌아가신 지 몇 년 지나지 않아 세상을 떠나셨다. 나는 형들과 함께 고아원을 전전했고, 소위 양육을 해준다는 가정으로 수없이 옮겨다녔다. 그런 가정에서 우리는 농장의 일손이거나 전시용일 뿐이었다.

시간이 흐르면서 내 기억의 표면에 지속적으로 떠오르는 느낌은 공포나 애정의 결핍이 아니다. 그것은 바로 허기였다. 형들과 나는 한번도 배불리 먹어본 적이 없었다. 어느 날, 형들과 함께 암탉을 몰래 잡은 적이 있었는데, 경찰이 무서워 우리는 닭을 익히지도 못한 채, 그 자리에서 날 것으로 먹어야 했다. 우리는 몇 분 안에 과수원에 줄지어 선 딸기밭 한 줄을, 혹은 과일나무 한 그루를 온통 벌거숭이로 만들어 놓거나, 길에서 훔친 우유 몇 리터쯤은 금세 마셔 버릴 수 있었다.

물론 이렇게 무질서한 식생활로 인해 나는 늘 배가 아팠다. 이것은 내 어린 시절과 연결되어 떠오르는 또 하나의 쓰라린 기억이다. 『마음의 외침 Le Cri du coeur』이라는 책에서 이미 얘기한 것처럼, 이 시절의 내 슬픈 사연을 돌아다보면 늘 똑같은 기억에 다다른다. 어느 곳에서든 어떤 상황에서든, 나는 늘 "배 아파!"라는 말을 되풀이하곤 했다. 나는 춥고, 슬펐으며, 고독했다. 그리고 무엇보다도 배가 아팠다.

최근 현대의학이 밝혀낸 바에 따르면, 이제는 이런 얘기가 더 이상 놀랍지 않다. 그 끈질긴 복통은 형들과 내가 피할 수 없었던 영양실조와 불규칙한 식습관이 원인이었기 때문에, 내 두번째 뇌인 배에 무질서와 실질적인 고통을 가져다주었다. 때로 나는 너무 아파 비명을 지르곤 했다.

안정을 찾기 위한 방법은 하나뿐이었다. 바닥에 등을 대고 누워 무릎을 세우는 것. 이 자세에서 나는 배를 주물렀다. 그러면 내 손의 온기가 세포조직으로 전달되어 잠시나마 통증을 쫓아주는 느낌이 들었다. 따뜻한 벽돌이나 주전자를 가지고 해도 비슷한 효과를 얻었을 것이다.

대개 몇 분이 지나면 고통이 누그러들었고, 인내심을 가지고 계속 마사지를 하다보면 결국 통증이 사라지곤 했다.

하지만 오래가지 않았다. 형들과 내가 처해 있던 당시 상황에선 어쩔 수가 없었다. 걸신 들린 듯이 음식을 먹고 나면 갑작스런 복통이 어김없이 찾아왔다. 복통은 또다시 피로감이나 우울증, 등이나 다리의 통증을 거느린 채 모습을 바꾸어 나타나곤 했다.

미디 지방에 있는 로르그 고등학교에 다니던 시절, 학비와 용돈을 벌기 위해 닥치는 대로 아르바이트 ― 상품 배달원, 접시닦이, 식당 종업원, 해수욕장 관리인, 사진사 등 ― 를 하면서도 심한 복통은 계속되었다. 20대에 이른 뒤에도 복통은 쉼 없이 찾아들었다. 우울증 증세나 반항심, 어김없이 나타나는 끔찍한 피로감 등 소위 말하는 신경성 장애를 통하여, 나는 언제나 복통의 시작을 예감할 수 있었다. 뱃속에서 통증이 시작되면, 나는 결코 그 고통을 쉽게 잠재울 수 없으리라는 생각에 빠져들곤 했다.

운동에서 탈출구를 찾으려 한 적도 있었다. 수영이나 달리기, 자전거 타기를 하면 한동안 안정되는 듯했다. 몸과 마음이 균형 잡힌 듯했고, 기분도 나아졌다. 하지만 복통은 또 찾아왔다.

지금은 내 실수가 무엇이었는지 명백히 안다. 배를 치료하는 것부터 시작했어야 되는데, 나는 아픈 배에 무리하게 힘을 쓴 거였다. 그리하여 실제 기대와는 전혀 다른 결과를 얻게 되었다. 피로감이나 경련, 과민성, 불면증 등 기능 장애가 더 많아졌고, 자신에 대한 신뢰감마저 흔들리게 되었다.

하지만 복통은 끝나지 않았고, 아프리카 알제리에서 낙하산 부대 등의 장교로 근무한 군복무 기간에는 더욱 악화되었다. 소화기 전문의들의 진료를 받았고 갖가지 약을 먹었으며, 가능한 한 균형 잡힌 식생활을 하려고 노력했으나, 줄곧 배는 나를 고통스럽게 만들었다. 바르 지방의 카바래르 해변에서 만난 플로랑스와 결혼한 후에도 복통은 여전했다. 결혼생활은 행복했지만, 나는 내 배와 화해하지 못했던 것이다.

이상하게도, 내 복통의 진상을 파악하고 치료법을 찾아낸 것은 다른 이들을 치료하면서였다. 우연한 사건을 계기로, 내가 아버지에게 치료하는 재능을 물려받았다는 사실을 깨닫게 되었다. 생뇌퀄프의 아름다운 해변에서 해수욕장 관리인으로 일하던 시절, 주인이 요통 때문에 데굴데굴 구르는 것이었다. 나는 얼른 그에게 마사지를 해주었다. 이런 경우가 처음은 아니었다. 농장이나 고등학교 시절, 종종 친구들을 그런 식으로 치료해준 적이 있었으니까.

화가 피카소를 우연히 치료하다

며칠 후, 프랑수아즈라는 부인과 함께 해변으로 와서 점심식사를 들곤 하던 손님 한 분이 등이 아프다며 불편해 하였다.

"피에르에게 치료를 받아 봐요. 재주가 있어요. 나도 낫게 해줬답니다."

주인은 그에게 나를 추천했다. 그 손님, 그러니까 그 환자의 이름은 '파블로 피카소'였다. 그는 등을 내 쪽으로 돌린 채 의자에 앉았다. 나는 다른 의자를 가지고 그의 뒤에 앉았다.

"테이블 위에 두 손을 겹쳐 놓고, 그 위에 이마를 올리세요."

괴로워하면서 그는 내 말을 따랐다. 나는 모래 속에 두 발을 박아 중심을 잡고서 힘껏 마사지했다. 피카소는 들릴 듯 말 듯한 소리로 중얼거렸다. 엄지손가락으로 그의 척추를 따라 꾹꾹 눌렀다. 피카소는 내게 완전히 몸을 맡기고 있었다. 나는 온힘을 다해 마사지했다. 마지막에는, 옛날에 아버지가 그랬던 것처럼, 그의 등에 손바닥을 대고 에너지를 적절하게 분산시켰다. 끝난 후에 보니, 어이 없게도 피카소는 잠들어 있었다. 그 사건 이후 등 통증(배통)이 생길 때마다, 그는 발로리에 있는 자기집으로 나를 불렀다. 그때부터 나는 아무런 의심 없이 그의 배를 마사지해주었다.

이제 내가 할 일은 정해져 있었다. 내가 통증을 치료할 줄 안다는 사실을 깨닫게 된 것이다. 통증 치료는 나에게 하나의 욕구이자 열정이 되었다. 환자의 배는 어김없이 단단했고 경련이 있거나 부풀어 올라 있었다. 사람들이 어깨나 등이 결리고 아프다, 두통이 있다, 혹은 그밖의 다른 기능 장애가 있다고 해도, 나는 제일 먼저 배부터 살폈다.

배를 살펴보고 만져보고, 처음에는 가볍게 마사지하다가 자오선과 신경총을 따라 힘을 주며 마사지했다. 그렇게 하다보면 각종 기능 장애라든지, 대장염, 위경련 혹은 변비 증세 등이 있다는 것을 십중팔구 밝혀낼 수 있었다. 심각한 고민 없이, 나는 내 손으로 이런 장애를 치료하면서 예상할 수 있는 병명을 따져보았다. 놀랍게도 결과는 늘 짐작한 대로였다. 배를 치료하면서 나는 모든 기능 장애를 정확히 맞출 수 있었다!

이것은 나 자신에게도 상당한 수확이 아닐 수 없었다. 오래전부터 나를 따라다니는 끔찍한 피로감을 물리칠 수 있었으니까. 여느 때처럼 나는 바닥에 등을 대고 누웠으나, 마사지를 하는 대신 아주 아프게 살갗을 꼬집은 다음, 5~6분간 말 그대로 배를 쥐어짰다. 마치 광기에 사로잡히기라도 한 것처럼 마구 쥐어짰다. 잠시 후면 상태가 나아진 것을 느낄 수 있었다. 내가 일부러 만들어낸 고통이 깊이 파묻혀 있던 통증들을 물리치는 듯했다.

이렇게 몇 차례 하고 나니, 평생토록 나를 따라다니며 끔찍히 괴롭히던 복통이 점차 뜸해졌다. 이제는 등을 대고 누울 필요조차 없었다. 앉은 자세에서 배를 힘껏 마사지해보았다. 효과는 비슷하였고, 또다시 본능은 내가 무엇을 해야 할지 암시하고 있었으며, 나아가 나의 치료법이 나아갈 방향도 제시해주고 있었다.

그렇게 힘을 주어 마사지를 하다보면 손이 너무 힘들었다. 하지만 규칙적으로 깊이 심호흡을 하면 손의 긴장이 풀어지는 것을 느낄 수 있었다. 마사지와 심호흡은 찰떡궁합이었다. 손의 피로감이 크게 줄어들었으며, 잠도 더 잘 자게 되었고, 예민한 성격도 누그러졌으며, 복통은 점차 뜸해졌다!

치료사로서의 경력에 한 단계 도약을 맞은 이 순간을 나는 결코 잊지 못한다. 나는 행복의 비밀을 발견했고, 삶의 안정을 되찾았다. 또 그때까지 비싼 치료비를 내가며 의사를 찾아다니거나, 갖가지 약을 먹던 그 모든 부질없는 노력에 울컥 화가 나기도 했다.

하지만 제일 크게 다가온 감정은 자신감이었다. 심호흡하는 법을 터득하면서, 더 이상 내가 배의 노예가 아니라는 사실을 직감할 수 있었다. 또한 이것의 무궁무진한 가능성을 느끼며, 장차 내 치료법의 기본이 될 것임을 예감하고 있었다. 어느 누구도 배가 뇌와 상호 커뮤니케이션을 하며, 고유의 활동을 하는 제2의 뇌라고 생각하지 않을 당시, 배를 진지하게 다루며 복식호흡하는 법을 나는 벌써 알고 있었단 말이다!

결혼을 한 뒤, 아내 덕분에 천천히 그리고 규칙적으로 식사를 하고, 스트레스와 조급한 성격에서 벗어남으로써, 비로소 그런 통증이 완전히 사라졌다. 이 경험을 통해, 왜 예전에 내가 치료를 해준 환자들의 복통이 나의 복통보다 더 빨리 사라지는지를 이해하게 되었다. 내 삶은 그들의 삶보다 훨씬 더 고달팠던 것이다.

당시 나는 새벽 4시에 일어나 방문 치료를 하고, 이어 병원으로 가서 실습을 한 뒤, 다시 보리스 돌토 물리치료학교에서 수업을 들고, 방과 후에는 다시 환자들을 돌보느라 밤늦게 일과를 마치는 일이 보통이었다. 생활이 너무 바빠 제대로 먹을 틈도 없었다. 음식이 눈에 띄는 대로 먹곤 했으니, 나의 식생활은 그야말로 무질서하기 짝이 없었다. 그때 나는 천천히 규칙적으로 먹는 것이 얼마나 중요한지 모르고 있었다.

여전히 식생활의 중요성에 대하여 무지했던 28세 무렵, 나는 장차 내 치료법에 있어 중요한 몇 가지 요소를 터득하고 있었다. 계속 학교에 다니면서 현장실습을 엄청나게 해댔다. 수시로 쿡쿡 찔러대던 그 고통에서 벗어나, 이제 나는 몸과 마음이 모두 건강하고 행복하였다.

그리고 세계적인 패션 디자이너 발렌시아가(Balenciaga), 천재 무용가 루돌프 누리예프(Rudolf Noureiev), 여배우 오드리 헵번(Audrey Hepburn), 전설적인 밴드 롤링 스톤즈의 보컬 믹 재거(Mick Jagger), 미국의 가수 프랭크 시나트라(Frank Sinatra), 조제프 케셀(Joseph Kessel)이나 로맹 가리(Romain Gary) 같은 뛰어난 작가, 실뱅 플루아라(Sylvain Floirat), 지아니 아그넬리(Gianni Agnelli), 장 프루보스트(Jean Prouvost) 같은 기업가, 카리타스의 상속인 카리타(Carita)나 『파리 마치』의 사장 에르베 미유(Hervé Mille) 등 유명한 이들을 치료하며 기적을 일궈냈다.

조제프 케셀이 쓴 『기적의 손』이라는 책을 읽으며, 힘러의 지독한 복통을 치료해준 마사지사 케르스턴의 이야기에 아주 매료되었다. 케르스턴은 운 좋게도 티베트에서 교육받은 중국인 의사 코 박사를 만나, 손으로 자오선과 신경총의 위치를 찾아내 마사지하는 법을 배웠다. 그런데 중국 의사를 한번도 만난 적 없는 내가 나의 환자들에게 해온 마사지법이 바로 그것이었다!

케셀과 절친한 사이인『파리 마치』잡지사 사장 에르베 미유에게 그를 소개해달라고 졸랐다. 나는 케르스턴을 무척 만나보고 싶었다. 하지만 그가 이미 세상을 떠난 뒤라 만남은 불가능했다.

어느 날 케셀은 두통이 무척 심하다며 자신의 목을 마사지해달라고 요청했다. 나는 그의 요구를 들어주었다. 그의 목을 마사지하고, 눕도록 하여 배를 보니, 많이 부풀어 있고 통증도 있었다. 나는 배의 신경총과 자오선을 따라 마사지하기 시작했다. 그가 신음소리를 낼 정도로 힘껏…….

"피에르, 당신은 케르스턴을 부러워할 이유가 전혀 없소. 당신에겐 그 못지 않은 재능이 있소."

케셀의 이 말은 내가 아버지로부터 물려받은 재능을 확인시켜주었고, 나만의 마사지 비법에 힘을 실어주었다. 쉽게 말해서, 내 인생을 바꿔 놓았다. 환자들은 나에게 이런 말을 하곤 했다.

"이제까지 받은 마사지 중에서 이렇게 금방 확실하게 효과를 보기는 처음이군요!"

환자의 배를 마사지하면서, 특히 관절통, 등 통증, 피로감, 불면증, 성 장애에 놀랄 만한 효과를 얻어냈는데, 대부분 환자의 주치의를 놀라게 할 정도였다. 먼저 나 자신을 치료하면서 몸의 균형과 평안의 길을 발견한 터였다. 하지만 미처 깨닫지 못한 사이, 나는 두 개의 뇌를 조화롭게 연결시키고 있었다. '몸과 마음이 불편한 이들을 치료하고 싶은 나의 열정'은 더욱 강렬해졌다.

나의 이 치료법은, 아버지에게 물려받은 재능을 청소년기에 발휘하기 시작하여, 정식교육을 받으면서 체계화되었고, 치료사로서 초기 몇해 동안의 경험을 통해 다져졌다. 10년 동안 공부하면서 물리치료학, 척추 지압요법, 영양학, 식이요법을 비롯하여 해부학, 생리학, 뼈와 관절의 구조, 순환기, 호흡기, 소화기 등에 관해 많은 것을 배웠다. 그리고 음식물의 가치나 과다섭취 및 부족의 결과, 다이어트의 부정적인 영향 등에 대해서도 많이 배웠다.

하지만 배 건강의 중요성에 대하여 배운 것은 수박 겉핥기 식이었다. 학업을 해나가는 동시에 온갖 계층의 다양한 직업을 가진 환자들을 치료하면서 좋은 결과를 얻었으나, 당시 내가 학교에서 배운 지식으로는 내 치료법의 효과를 설명할 수 없었다. 때문에 나는 언제나 혼란스러웠다. 왜 배의 중요성이 무시되는 것일까?

이제 나는 분명히 답을 안다. 당시엔 뇌와 배, 즉 제1뇌와 제2뇌 사이에 이루어지는 긴밀한 커뮤니케이션을 어느 누구도 이해하지 못했던 것이다.

제2부 유명인사들도 감동한 나만의 치료법

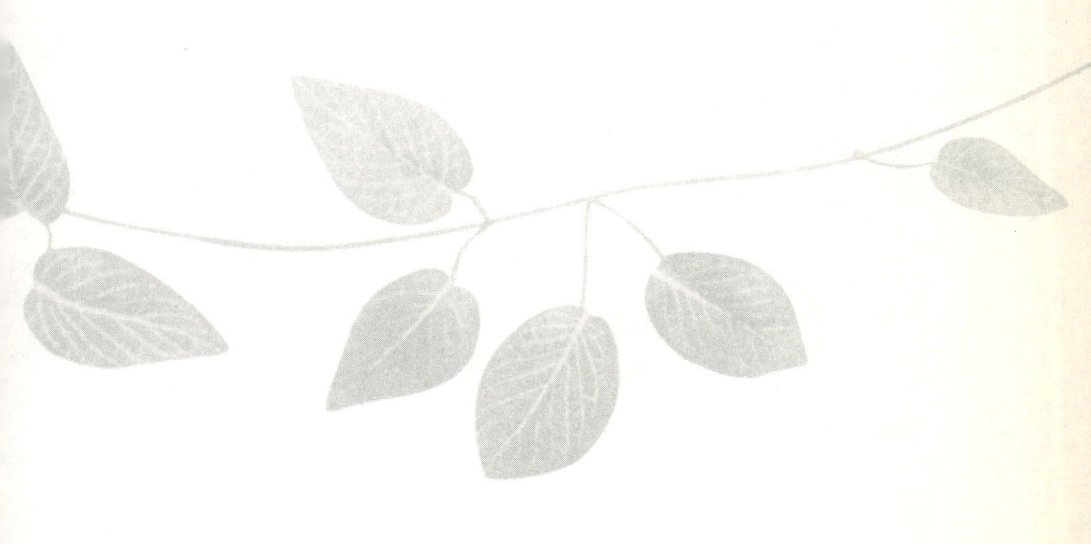

7가지 나만의 치료법

복식호흡, 천천히 그리고 규칙적으로 먹는 습관, 올바른 먹거리의 선택, 스스로 즐기는 운동, 두 뇌(머리와 배)의 체조, 두 뇌의 자가 마사지, 복식명상 등 모두 7가지는 내가 치료하는 방법의 기본 원칙이다. 이러한 방법 하나하나가 우리의 몸을 더 나은 상태로 만들 수 있다. 다시 말해 우리가 여러 가지 기능 장애에서 완전히 벗어나기 위해서는, 이 7가지의 건강 규칙을 반드시 따라야 한다는 것이다. 만약 어느 것 하나라도 소홀히 하면 최상의 결과를 얻지 못한다.

1. 복식호흡

복식호흡은 제1뇌와 제2뇌의 조화에 필수불가결한 조건이다. 나는 배 건강의 가장 우선적인 조건이 되는 이 호흡법을 이완 - 평안 호흡법이라고 부른다. 이 호흡법을 익히면(혹은 다시 제대로 배우면), 우리는 체내에서 일어나는 놀라운 변화를 느끼게 될 것이고, 이 호흡법을 자발적으로 계속하고 싶어질 것이다.

2. 천천히, 규칙적으로 먹는 습관

우리의 모든 신체기관이 건강하게 기능하고 체력을 유지하도록 하려면, 우리의 배가 생체리듬을 따르고 제1뇌와 단절되지 않도록, 몇 가지 간단한 규칙에 따라 영양을 섭취해야 한다. 그리고 올바른 식습관을 들이면 된다.

3. 올바른 먹거리의 선택

이제 무분별하게 아무것이나 먹는 습관과 일체의 다이어트는 금하기 바란다. 당신의 입맛과 당신의 건강상태, 그리고 간단한 원칙에 따라 음식물을 선택하면 된다.

4. 스스로 즐기는 운동

배가 본래의 기능을 제대로 수행함으로써 우리가 건강해지고, 나아가 병에서 벗어나기 위해서는, 육체적인 활동과 지구력이 필요하다. 이런 것을 가능하게 해주는 것이 바로 운동이지만, 그렇다고 아무 운동이나 해서는 안 된다. 나의 조언에 따라 당신의 심장과 신경계를 동시에 강화하고, 정신적으로 이완상태에 이를 수 있는 운동을 해야 한다.

5. 두 뇌의 체조

두 뇌(머리와 배)의 조화는 내 치료법의 중요한 기본 원칙 중의 원칙이다. 이것은 근육질의 평편한 배, 유연한 등, 그리고 부드러운 관절을 바탕으로 한다. 앞으로 내가 권유할 간단한 체조는, 이 두 뇌를 이용한 것으로써 금세 익힐 수 있을 것이다. 이 체조는 나의 '상상 운동법'에서 비롯되었다.

6. 두 뇌의 자가 마사지

배의 건강을 되찾아 최상의 상태를 유지하려면, 매일 몇분씩 당신의 배와 뇌를 마사지해야 한다. 이것은 아주 쉽고 유쾌한 것으로, 긴장을 이완시켜주는데 효과적인 마사지이다. 다양한 나의 경험에서 얻은 조언을 따르면 반드시 효과가 있을 것이다.

7. 복식명상

우리의 배가 단순히 몸의 한가운데를 차지하고 있는 생체기관이 아니라, 제1뇌와 긴밀하게 연결된 생명의 정신적, 실제적 본거지이자, 세포 생명의 중심지, 그야말로 제2의 뇌라는 것은 이미 널리 알려진 사실이다. 그러므로 배의 내밀한 생리를 이해함으로써, 건강을 되찾고 이를 유지해나갈 수 있을 것이다.

복식호흡

나의 진찰실에서 만나는 환자들 중 대부분은 어떤 경우를 막론하고 불완전한 호흡을 한다. 이런 현상을 사회적인 변화와 연결지어 생각해본다면, 문명화로 인해 우리는 아주 어린 시절에 하던 자연스런 호흡법을 잊어버린 것이라고 볼 수 있다. 말하자면 아기는 만 2세까지, 즉 자기 자신과 외부세계와의 관계를 의식하기 전까지는, 본능적으로 허파와 배를 공기로 채울 줄 알고, 같은 방식으로 공기를 비울 줄도 안다.

그러다 점차 스트레스, 공포, 부끄러움, 즉 감정의 세계에 들어서면서부터 호흡의 리듬이 빨라진다. 즉, 유아기의 동물적이고 자발적인 자연호흡이 사라지고, 호흡의 깊이가 훨씬 떨어지며 오로지 허파와 기관지에만 의존하는 불완전한 '사회적' 호흡이 시작되는 것이다. 이때 체내로 들어오는 공기의 양이 절반으로 줄어든다. 그리고 배로 호흡하는 법을 잊어버리는 것이 된다. 이유를 알고보면, 생각보다 심각한 문제라는 걸 깨달을 수 있다.

우선 우리의 배를 살펴보자. 필수적인 산소 공급이 제대로 이루어지지 않으면, 배는 쇠약해지고 기능 장애의 상태에 놓이게 된다. 이것은 자율신경 장애(대장염, 고통스런 경련, 변비), 소화·배설상의 문제를 유발할 수 있으며, 이러한 문제와 함께 거의 자동적으로 피로, 불면증, 신경증, 체중 증가, 성 장애, 알레르기 등이 추가로 뒤따를 수 있다.

더욱 심각한 것은, 태어나면서부터 시작하던 복식호흡을 부지불식중에 중단함으로써, 제2뇌인 배와, 제1뇌 사이의 커뮤니케이션이 단절된다는 점이다. 두 뇌의 단절은 수많은 병의 원인이 되고, 앞서 말한 일련의 증상들을 증가시킨다. 두 뇌가 조화롭게 기능하지 않으면 건강에 총체적인 적신호가 켜진다. 이런 상태가 되면 홍분제, 항우울제, 진정제 등 그 어떤 약으로도 행복에 필수적인 평온과 이완의 상태에 이를 수 없다.

여성과 남성의 호흡부전은 똑같은 상황으로 발생하지 않는다. 남성의 경우 호흡부전은 횡격막에 관련된 것인데 비해, 여성의 경우는 늑골과 흉곽에 관련되어 있다. 한편 어떤 충격이나 스트레스, 불안감으로 인해 호흡이 빨라질 때는, 남성과 여성이 모두 숨이 가쁜 상태에 놓인다.

날숨과 마찬가지로 들숨에도 대략 1초 이상의 시간이 걸린다. 따라서 우리는 1분에 20번, 1시간에 1,200번, 그리고 호흡속도가 느려지는 수면시간을 7시간으로 보았을 때, 우리는 하루 동안 14,000번의 숨을 들이쉬고 내쉰다(계산해보면 1년 동안의 호흡 횟수는 대략 550만 번이다).

호흡은 우리의 생활에 리듬을 주며 우리의 생존을 결정한다. 혈액에 산소를 끊임없이 공급하면서, 특히 우리의 두 뇌를 비롯한 모든 생체기관의 기능을 유지시켜준다. 말하자면 이렇게 호흡은 매우 중요하다는 얘기이다.

그런데 나이가 들수록 우리는 호흡속도가 더욱 빨라지며, 더 불완전한 호흡을 한다. 게다가 여러 가지 구속적 상황이나 다양한 감정, 급한 성미나 직장에서 받는 스트레스, 언론을 통해 알게 되는 온갖 충격적인 소식, 늘 앉아 지내는 생활방식, 아무거나 급하게 먹어대는 식습관 등 한마디로 현대생활은 이런 절망적 상황을 더욱더 악화시킨다. 20 ~ 30년 전만 해도 사람들은 오늘날보다 훨씬 더 제대로 호흡했다.

27세의 엠마누엘은 대기업 간부사원으로 일하는 매력적인 미혼여성이다. 그녀는 거의 잠을 이루지 못했다. 한참 울적한 기분에 빠져 있다가, 이내 극도로 활력이 넘치는 식으로 우울증과 조울증의 시기를 반복적으로 겪고 있었다. 그녀의 감정곡선은 매우 불규칙했다. 일주일에 두번, 그녀는 근육강화 코너가 곁들여진 에어로빅 수업을 들었다. 그녀는 육체적으로 피로해지면 기분이 나아지고, 불안감이 사라지며, 잠도 훨씬 규칙적으로 잘 수 있으리라 기대했다.

음식물 선택에는 문제가 없었으나 너무 급하게 먹었고, 모닝커피를 시작으로 매일 3 ~ 4잔의 커피를 마셨다. 특히 모닝커피를 마시지 않고는 직장에 나갈 수 없다고 했다. 그녀의 몸은 근육질로 균형이 잘 잡혀 있었으나, 배를 만져보니 단단하고 경련이 있었으며, 부분적으로 통증을 호소했다. 그녀가 너무 늦은 저녁시간에 무리한 운동을 한 까닭에 사실상 피로감이 더 커졌으며, 바이오리듬 또한 불규칙해진 것이 분명하였다.

　우리의 몸은 오후 5시가 지나면, 수면을 취할 준비가 서서히 되어야 한다는 사실을 강조하며, 나는 너무 무리한 운동보다 긴장을 풀어주면서 천천히 할 수 있는 가벼운 운동을 하라고 권했다. 또 모닝커피는 반드시 속을 든든히 채운 뒤 들도록 하고, 그외에는 일체의 커피를 마시지 말도록 주문했다.

　3주 후 그녀는 변했다. 긴장이 풀려 배가 부드러워졌고, 얼굴에서 피로한 기색이 사라졌으며, 수면도 정상적이 되었다. 새로 익힌 복식호흡법이 그녀의 몸을 강화시켰다. 모든 생체기관과 내외분비선이 복식호흡으로 늘어난 체내 산소를 최대한 이용하게 된 것이었다.

　'배로 호흡하는 법을 다시 익히는 것', 이 책의 첫머리에서부터 제안하고 있는 이 방법은, 우리가 건강과 평안을 되찾기 위한 첫걸음이다. 반복해 강조하지만, 복식호흡은 무엇보다 우리의 두 뇌를 원래의 조화로운 상태로 만들어줄 것이다.

배의 본래적 기능을 되찾자!

　나의 첫번째 목표는, 우리가 아주 어린 시절에 본능적으로 자연스럽게 했던 복식호흡을 우리가 다시 익히는 것이다. 이것은 결코 어렵거나 힘들지 않으며, 충분히 할 만한 가치가 있다.

　복식호흡법은 단 며칠, 길게 잡아도 1 ~ 2주 내에 익힐 수 있으며, 그후 복식호흡이 가져오는 배와 심신의 변화가 금세 느껴질 것이다. 복식호흡을 통해 이완과 평온의 느낌을 갖게 되면, 이것은 곧 우리의 두 뇌가 조화로운 상태에 이르렀으며, 몸 전체가 새롭게 균형을 되찾았다는 것을 의미한다.

자, 그럼 복식호흡은 어떻게 할까?

우선 당신이 들이마신 공기가 당신의 뱃속으로 스며들어간다고 믿어야 한다. 또한 어린 시절 우리가 잃어버린 배의 중요한 역할을 되찾을 거라고 확신해야 한다. 이 기본적인 자세는 앞으로 내가 권유하는 간단한 방법에서 효과를 좌우할 것이다.

복식호흡을 다시 익히기 위한 첫번째 행동은, 우리의 횡격막(가로막)을 편하게 이완시키는 것이다. 흉곽(가슴)과 복부 사이, 즉 심장 아래와 소화기관 위쪽에 위치한 이 강력한 근육이, 바로 심호흡을 조절하는 오케스트라 지휘자이다.

횡격막은 지속적인 자극을 받는다. 즉 1분에 약 40번, 1시간에 2,400번, 수면시간 동안 느려지는 호흡속도를 감안해 하루 28,000번씩 횡격막은 들숨에서 낮아지고 날숨에서 높아진다. 이렇게 숨이 들어왔다 나갔다 하는 동작의 크기는, 체내에 흡수되는 공기의 양과 복부의 호흡참여도를 좌우한다.

한편 복식호흡에 이를 수 있도록 공기를 들이마시고 내쉬는 횡격막의 운동을 간단한 노력과 의지로 계속하다보면, 자연스럽게 간관(肝管), 쓸개, 총담(總膽), 지라 등의 장기에도 마사지 효과를 주게 된다. 그 결과 자연히 소화·배설 기능이 좋아진다. 요컨대, 미주 신경을 통해 제1뇌에 연결되어 있는 신경총들을 직접 자극함으로써, 반드시 필요한 두 뇌의 조화에 참여하는 것이다.

산소 공급이 풍부해지면, 제1뇌 부근에 위치한 내분비선인 뇌하수체가 '행복 호르몬'이라고 불리는 엔돌핀을 더 많이 생산한다. 뇌가 스트레스 등의 각종 압박감을 이겨내는데 중요한 역할을 하는 엔돌핀을 풍부하게 생산하기 위해서는, 숨을 들이마시는 시간을 평상시보다 1분 30초 정도 더 길게 하면 된다. 이렇게 생성된 엔돌핀은 각각의 생체 시스템이 더욱 잘 기능하도록 해준다. 그 결과 배는 더 많은 면역세포들을 만들어내게 된다.

이제 횡격막 운동을 강화하는 연습, 즉 더욱 깊이, 더욱 천천히 숨쉬는 연습을 해보자. 이것은 매우 기본적인 것이다. 어느 특정 순간 힘을 쓰거나, 달리기를 하거나, 스트레스를 받는 일이 생겨, 몸이 추가로 산소를 요구하게 되면, 우리는 모두 호흡을 빠르게 하거나 심호흡을 하게 된다. 여기서 내가 부탁하고 싶은 것은 어떠한 경우에도 언제나 복부를 중심으로 더욱 천천히, 더욱 깊이 호흡하라는 것이다.

횡격막은 쉽게 제 기능을 하지 못하고, 호흡속도가 빨라지게 만드는 경향이 있다. 따라서 무엇보다 우선 횡격막을 이완시켜야 한다. 동시에 우리가 들이마시는 공기가 제일 먼저 우리의 뱃속으로 스며든다고 생각해야 한다. 외부의 공기를 우리 배로 스며들게 하

🌿 따라하기 1

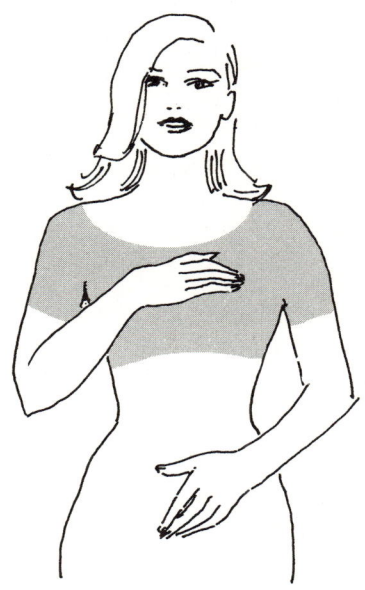

1. 한 손을 배 위에 올려놓고, 뱃속으로 공기가 들어갔다 빠져나갔다 하는 흐름을 느낀다. 처음에는 잘 느껴지지 않겠지만 점점 잘 느껴질 것이다.
2. 숨을 들이마시고 내실 때, 가슴을 부풀렸다 줄였다 하면서 동시에 배가 똑같이 올라갔다 내려가는지 확인한다.

는 것은, 현대생활이 우리로 하여금 잃어버리게 만든 복식호흡의 기본이 되는 것이다. 코를 통해 들어온 공기가 배에 이르러 머문다는 사실이 다소 놀랍게 생각될 수도 있겠지만, 실제로 그렇다. 더 이상 늑장 부릴 시간이 없다. 이제부터라도 몸소 이 과정을 실행에 옮기고, 그 효과를 직접 느껴보기 바란다.

들이마신 공기가 뱃속까지 스며들게 하는데 필요한 건 약간의 집중력뿐이다. 흉곽이 올라가고 내려가는 것만큼 두드러지지는 않지만, 습관을 들이다보면 움직임이 매우 뚜렷해지고 좀더 빨라질 것이다. 이것은 당신이 다시 복식호흡을 하기 시작했다는 것을 의미한다. 이제 당신의 삶이 많이 바뀔 것이다.

복식호흡의 놀라운 비밀

복식호흡을 처음 익힐 때에는, 누운 자세에서 연습해야 한다. 완벽하게 익힌 후라면 어떤 자세에서든 — 앉거나 선 자세, 혹은 동작 중이거나 정지된 자세 — 허파와 동시에 배를 움직이게 하는 호흡법을 실시한다. 외부에서 들여보낸 공기를 배가 자유로이 받아들이고 내놓게 되는 순간부터, 복식호흡은 자동적으로 이루어질 것이다. 연습은 1시간에 5회씩 하는 것이 좋다.

복식호흡은 내 치료법에서 중요한 기본 사항 가운데 하나이다. 식습관이나 운동, 명상을 통해 평온을 얻는 방법, 두 뇌의 조화 등 앞으로 얘기하게 될 모든 내용과 긴밀하게 연결되어 있다.

이제 우리의 횡격막은 해방되었으며, 우리는 횡격막을 제대로 조절할 수 있게 되었다. 이로써 우리는 배와 함께하는 느리면서도 깊은 호흡을 되찾게 되었다.

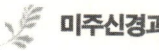 **미주신경과 호흡**

제1뇌와 제2뇌는 주로 미주신경을 통해 연결된다. 미주신경은 좌우 뇌에서 나와 목을 따라 내려가며, 흉곽을 가로질러 복부로 들어간다. 이로써 순환계, 호흡계, 소화계 등 3개의 시스템을 지나며, 각종 분비선과 생체기관에 신경을 분포시킨다.

미주신경은 호흡계에서 기도(인두, 후두, 식도, 기관, 기관지, 폐)의 점막을 자극하고 호흡의 리듬과 힘, 빈도수를 전달한다. 이러한 호흡의 각 과정은 호흡강도와 무관하게 미주신경을 통하여, 제1뇌와 제2뇌에 동시에 전달된다.

첫번째 결과로, 건강을 해치는 외적인 요인(불안, 스트레스, 초조, 심지어 나쁜 식습관까지)에 대한 저항력이 향상된다!

이 새로운 호흡법을 매 시간마다 5회씩 실시하면, 우리는 지금보다 더 나은 평온과 이완의 상태에 이를 수 있으며, 이제 우리의 두 뇌는 완벽한 조화를 되찾게 될 것이다(혹은 되찾아가는 도중에 있을 것이다).

이제부터 우리는 집이든 직장이든 차 속이든 버스나 지하철 안이든, 언제 어디서나 배로 깊이 숨을 쉬는 것이다.

처음에는 경미한 현기증이 올 수도 있지만 걱정하지 않아도 된다. 이것은 몸에 들어온 산소의 양이 증가해, 심장박동이 가속화되어 일어나는 현상일 뿐이다. 그러니까 기쁨의 현기증, 축복의 현기증, 건강의 현기증인 것이다. 오히려 기뻐할 일이다.

이 복식호흡연습은 기상에서부터 취침시간까지 총 40 ~ 50회 정도로 하자. 체내 산화와 혈액순환 상태로 볼 때, 약 10km를 걸은 것과 같은 효과가 있다는 점을 명심하기 바란다!

혹시 있을지도 모르는 통증과 불편을 피하려면, 호흡의 빈도수를 줄이면 된다. 즉, 문제가 사라질 때까지 시간당 호흡 횟수를 5회에서 3회 정도로 줄이는 것이다. 문제가 사라지면 다시 매 시간 5회씩 실시한다.

나의 권유대로 매 시간 이 호흡법을 실시한다면, 배뿐만 아닌 다른 부위에서도 금세 긍정적인 효과를 확인할 수 있을 것이다. 이미 강조했듯이 복식호흡은 내외분비선과 생체기관에도 자연스럽게 효과적인 마사지가 된다. 몸에 나타나는 긍정적인 현상 가운데, 특히 소화·배설 과정을 좋게 해주는 내장혈관의 수축 - 이완 현상이 있다. 참고로 동양의 요가 역시 바로 이 복식 심호흡을 중심으로 한다는 점을 알아두기 바란다.

최근에 나는 약 15년 동안 18,000명의 환자들에게 복식호흡법을 가르친 노스캐롤라이나 대학의 존 세스케비치(John Seskevitch) 박사의 연구에 대해 알게 되었다. 이 환자들 중 절반 가량이 암환자였다. 그는 다음과 같이 썼다.

"내 환자들이 모두 복식호흡을 통해 나은 거라고 주장하진 않겠다. 다만 복식호흡을 통해 많은 환자들이 굳이 입원까지 해서, 집중적인 치료를 받지 않아도 될 만큼 상태가 호전된 것은 사실이다. 특히 수년 전부터 몸을 제대로 이완시킬 줄 몰랐던 환자들의 경우, 더욱더 효과적이었다. 이 호흡법을 통해 호흡에 문제가 있던 수많은 환자들의 체내 산소율이 높아져, 이들의 상태를 전반적으로 크게 호전시킬 수 있었다."

완벽하게 조화로운 몸을 위하여

호흡은 우리가 의식적으로 활성화할 수 있는 유일한 생리적 기능이다. 이것은 부분적으로 신경계나 미주신경, 뇌나 척추의 지각신경에 의해 조절된다. 감정이나 육체적 혹은 정신적으로 힘을 쓸 경우에 영향을 받지만, 특히 우리의 의지에 의해 활성화되고, 빨라지거나 느려질 수 있다.

우리는 호흡의 깊이와 리듬을 조절할 수 있으며, 산소가 바닥나 질식상태에 이르기 직전까지 숨을 참을 수도 있다. 그리고 여러 가지 가능성들을 최대한 이용할 의무가 있다.

그렇다고 당신에게 호흡을 제어함으로써 체온과 동맥압을 낮추고, 모든 감각을 차단하기까지 하는 요가 수행자가 되라고 권하는 것은 절대 아니다. 다만 당신이 자유로운 분위기에서 풍요로운 가능성을 지닌 자연호흡법을 최대한 이용하기 바랄 뿐이다. 나의 의견을 충실히 따른다면, 틀림없이 젊음이 보장될 것이다.

가수 겸 작곡가인 앙리 살바도르(Henri Salvador)는 83세에 이런 말을 했다. "바로 복식호흡이 내가 늙지 않는 비결이다."

우리가 폐와 배를 동시에 부풀리고 줄어들게 하는 방법을 되찾는 순간, 우리는 배가 살아 움직이고, 제2의 뇌로써 기능을 제대로 수행하고 있음을 느끼게 될 것이다.

건강, 행복, 치유 혹은 예방을 위한 싸움에서 가장 중요한 제1뇌와의 커뮤니케이션은 복식호흡을 통해 보장된다. 이러한 조화 속에서 신체의 균형이 만들어진다. 요컨대 복식호흡은 두 뇌의 활발한 커뮤니케이션의 전제조건이 된다.

이렇게 조화로운 관계가 성립되지 않는다면, 우리의 배는 몸의 균형과 건강을 위해 수행해야 할 자신의 역할을 해내지 못한다. 또 역으로 배가 최상의 상태에 있지 못하면, 감수성, 지성, 직관을 조정하고 감정과 지성을 기록하며, 몸의 균형을 이루어내는 제1뇌가 최대한으로 기능하지 못한다.

제2의 뇌, 배로 숨쉬는 법을 다시 익히자

처음에는 좀 어렵게 느껴질 수도 있다. 지금껏 우리의 배가 공기를 받아들이던 습관을 잃어버렸기 때문에, 제1뇌를 통해 전달하는 복식호흡의 메시지를 더 이상 포착하지 못하는 것이다. 한마디로 우리의 배는 호흡에 차단되어 있으며, 우리는 흉식호흡의 포로가 되어 있다.

하지만 걱정할 것 없다. 절대로 어려운 것이 아니다. 시간이 좀

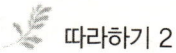 따라하기 2

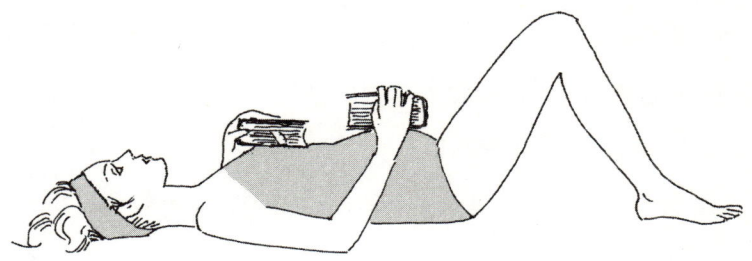

1. 바닥에 등을 대고 똑바로 눕는다. 무릎을 세운 자세에서 배와 가슴 위에 책을 한 권씩 얹어 놓는다.
2. 각각의 책 위에 가만히 손을 얹은 다음, 7 ~ 10초 동안 천천히 코로 숨을 들이마신다. 동시에 들이마신 공기가 배쪽으로 향하도록 노력한다.

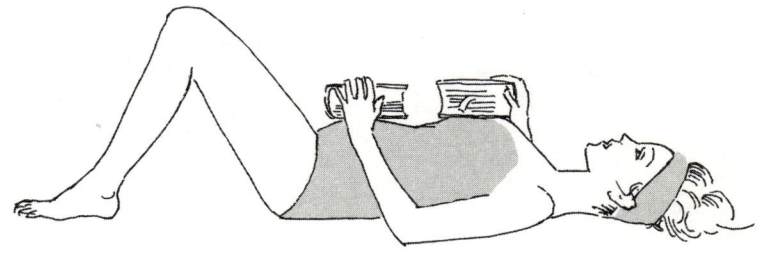

1. 공기를 들이마시고 내쉬는 사이, 폐와 배 안에 공기를 가득히 간직한 채 1 ~ 2초 동안 숨을 멈추었다 내쉰다.
2. 코나 입을 통해 숨을 내쉬되, 먼저 뱃속을(배 위에 놓인 책이 살짝 낮아진다), 다음에는 폐 속을(마찬가지로 가슴 위의 책이 낮아진다) 완전히 비우도록 노력한다. 숨을 모두 내쉬는 순간, 배꼽이 척추에 가까워질 정도로 배가 최대한 움푹 패이도록 한다. 숨을 내쉬는 시간도 7 ~ 10초 정도이다. 그러면 배와 가슴 위의 책들이 눈에 띄게 낮아질 것이다.

걸릴 수 있지만, 끈기를 가지고 계속 연습하다보면, 어느 순간 당신의 배 위에 놓인 책이 눈치챌 듯 말 듯 움직이다가, 점차 분명하게 솟아오르는 것을 느낄 수 있을 것이다. 이것은 우리가 복식호흡을 다시 익혔다는 것을 의미한다.

그리고 숨을 들이마실 때 가슴 위에 놓은 책과 배 위의 책이 동시에 높아졌다가, 동시에 낮아지는 것을 확인할 수 있을 것이다. 이것

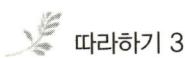
따라하기 3

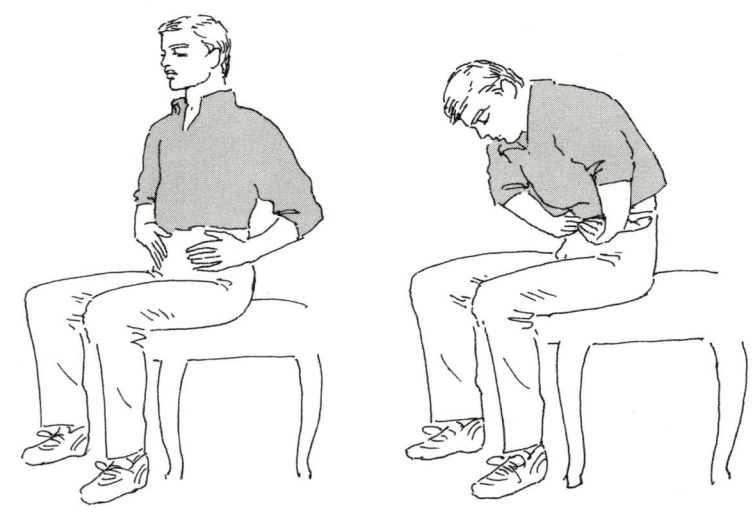

1. 의자에 앉아 배 앞에 두 손을 대고, 7 ~ 10초 동안 천천히 코로 공기를 들이마시면서, 공기를 배쪽으로 보내 배가 부풀어 오르도록 한다. 숨을 들이마시고 내쉬는 사이, 1 ~ 2초 동안 호흡을 멈춘 상태를 유지한다.
2. 배가 최대한 쏙 들어가도록 손으로 배를 누르며 7 ~ 10초 동안 숨을 내쉰다.

은 — 앞에서 언급한 것처럼 건강에 좋은 모든 결과와 함께 — 호흡이 폐와 배를 통해 이루어졌다는 것을 의미한다. 또한 두 뇌 사이의 커뮤니케이션이 이루어진 것이기도 하다.

매우 드문 경우이긴 하지만, 만약 당신이 아무리 노력해도 횡격막이 열리지 않고, 배 안으로 공기를 들여보내지 못한다면, 치료사나 운동, 연기 혹은 노래를 직업으로 하는 사람들에게 도움을 요청하는 것도 좋은 방법이다. 이들은 모두 직업적인 이유에서 복식호흡을 한다.

천천히, 규칙적으로 먹는 습관

제2뇌인 배가 제1뇌와 접속되는 것은 매우 중요하다. 우리의 배가 최상의 건강상태를 유지하기 위해서는 각별한 관심이 필요하다. 먹는 일은 필요인 동시에 즐거움이다. 여자든 남자든 나이 60세가 되면, 이 먹는 행위에 인생의 5년 이상을 바친 셈이 된다. 제1뇌처럼 배는 낮이고 밤이고 지속적인 활동을 한다. 우리가 자는 동안에도 뇌의 활동은 계속되고 그리하여 우리는 꿈을 꾼다. 마찬가지로 제2뇌인 배도 소화, 흡수, 배설 활동을 절대로 중단하지 않는다.

다른 요인도 소화하는 복잡한 과정에서 나름의 역할을 하지만, 우리의 배가 정상적인 기능을 하여, 건강을 유지하며, 제1뇌와 조화를 이루는 데에는 음식물의 역할이 절대적이다.

배와 관련된 질환, 몸과 마음의 균형을 유지하기 위한 배의 역할, 그리고 각종 질병을 치유해주고 예방해주는 배의 잠재력 문제에 열중하게 된 이후로, 나는 우리가 배에 어떤 음식물을 제공하는지, 그리고 어떤 방식으로 음식물을 흡수하는지의 문제가 얼마나 중요한가를 깨닫게 되었다.

어떤 이는 온갖 종류의 다양한 음식물 섭취를 나무라는 표현으로 '포크로 제 무덤을 판다' 라고 했다. 나는 제 2 뇌의 정상적인 기능, 제 1 뇌와 제 2 뇌의 하모니를 통해 우리의 건강이 생산되는 곳이 바로 '식탁' 이라고 지적하고 싶다. 다시 말해 아무 음식이나(음식물의 선택은 다음에서 자세히 설명할 것이다) 무분별하게 먹지 않도록 유의해야 한다는 뜻이다.

그러기 위해서는 첫째, 식사시간을 잘 정해야 한다. 식욕도 없이 급하게, 아무 때나, 신경이 곤두선 상태로 음식물을 먹는 것은 커다란 실수이다. 둘째, 초저녁 잠이 새벽에 드는 잠보다 피로회복에 더욱 효과적이며, 꿈의 주기가 일정한 간격으로 반복된다는 것은 이미 알려진 사실이다.

오늘날 제 1 뇌의 비밀은 상당 부분 밝혀졌다. 하지만 우리의 제 2 뇌 속에서 음식물이 변화하는 현상에 대하여는 아직 밝혀진 바가 많지 않다. 그러나 배의 건강을 크게 좌우하는 것은 바로 뱃속의 음식물이라는 사실은 분명히 밝혀졌다.

당신의 생체시계를 따르라

우리의 생명은 어린 시절부터 또각또각 작동하고 있는 생체시계의 규제를 받는다. 이 생체시계의 신비로운 메커니즘은 시상하부(간뇌의 일부. 물질대사, 수면, 생식, 체온 조절 등에 관여하는 자율신경계의 중추 - 옮긴이)에 있다. 실제로 건강, 특히 배 건강에 매우 중요한 소화·배설의 과정에서 핵심적인 역할을 하는 것이 바로 생체리듬이다. 그러니 음식물 섭취에 대해서는 당신의 배꼽시계를 따라야 한다. 이것이 당신의 배 건강을 좌우한다.

누구든 아팠다 하면 속수무책이던 그 옛날 시골에서는, 식사시간을 성스러운 시간으로 여기다시피 하였다. 무슨 일이 있어도 식사시간은 반드시 지키곤 했다.

내가 어렸을 적, 들판에서 고된 일을 하던 어른들은 점심이나 간식을 늑장 부리지 않고 제 시간에 맞춰 먹곤 하였다. 그들은 병들어 몸져누울 수가 없었다(당시에는 사회보장제도나 주 35시간 근무제도가 없었다). 농장이나 가축을 키우는 모든 일들이 그들에게 달려 있었던 것이다. 따라서 그들은 자신의 생체시계를 완벽하게 따름으로써 힘을 얻고 건강을 유지했다.

그러나 현대생활은 더 이상 이런 필요성을 고려하지 않는다. 사람들은 업무일정에 따라 이것저것, 그리고 시간이 있을 때마다 언제, 어느 때고 먹는다. 내가 볼 때 이것은 끔찍한 결과를 초래할 수 있는 매우 심각한 실수이다.

배꼽시계를 지키지 않고 교란시키면, 소화·배설에 관련된 신경총(태양 신경총, 소포 신경총, 이자 신경총, 복강 신경총)에 탈이 나서, 배가 제1뇌와의 조화를 잃어버리는 등 몸에서 각종 문제가 발생하기 십상이다.

이와 같은 상태는 모든 체내 균형에 혼란을 야기하면서, 여러 중병이나 알레르기, 심장발작, 기력 감소는 물론, 온갖 체내 시스템에서 기능 장애의 원인이 된다.

42세의 이혼녀 시몬느라는 환자가 떠오른다.

남편과 헤어진 뒤 그녀는 먹는 즐거움을 잃어버린 채, 배가 고프든 고프지 않든 불규칙하게 닥치는 대로 먹기 시작했다. 그리고 체중이 무려 10kg이나 불어났다. 그녀는 자신에 대한 신뢰감을 완전히 잃어버린 상태였다. 각종 식이요법은 혼란스러운 상태를 더욱 악화시킬 뿐이었다. 나는 무엇보다 배꼽시계를 준수하도록 그녀를 설득시켰다. 나의 복식호흡법을 따르고, '식생활 일지'(74~75쪽 참조)를 작성하면서, 그녀는 자신의 무질서한 식습관을 의식하게 되었다.

치료를 시작한 첫주부터 그녀는 음식물을 제때에 천천히 먹기 시작했다. 그리하여 체중이 2kg 줄었고 배의 부기가 가라앉고 경련도 덜해졌다. 이렇게 좋아지는 증세를 보이자, 그녀는 규칙적인 운동이나 복식명상 등 나의 다른 치료법도 적극적으로 따라하기 시작했다.

마침내 그녀의 두 뇌가 조화를 이룬 단계에 다다르자, 체중이 무려

10kg이 줄어들어, 이혼 전의 몸매로 돌아왔다. 무엇보다 그녀는 자신에 대한 신뢰감을 되찾을 수 있었다.

배 건강과 제1뇌와의 조화를 유지하고 '경련성 체질'(자율신경 시스템의 기능 장애)이 되는 것을 방지하려면, 배꼽시계에 따라 규칙적인 식사를 하는 것이 중요하다.

배꼽시계는 당신의 활동량에 따라 하루 3회 내지 4~5회의 식사시간을 알려준다. 두 개의 뇌에서 동시에 일어나는 허기나 식욕이 당신의 생체시계가 어떻게 맞추어져 있는지 알려준다.

폭식이나 불규칙하고 무절제한 식습관은 절대로 배를 건강하게 만들 수 없다. 물론 밤샘작업이나 여행, 시차(장거리 여행에 의한) 등의 몇 가지 전형적인 경우에는 배꼽시계가 흐트러지는 것을 피할 수 없겠지만.

최근 식사시간이 계속 반복적으로 어긋남에 따라 일어나는 신진대사의 변화가 연구된 바 있다. 하나의 음식만 주로 먹는 경우와 야식을 먹는 경우에 대한 연구도 함께 이루어졌는데, 이때 콜레스테롤의 수치가 증가하고, 동맥에 지방성 물질이 침전하는 등, 당뇨병이나 그밖의 질환을 유발할 수 있는 일련의 신호가 나타나는 것으로 밝혀졌다.

같은 연구에서, 밤에는 소화 또한 다른 방식으로 이루어진다는 사실이 밝혀졌다. 비록 동일한 내용의 식사일지라도 정오에 먹은 경우와 자정에 먹은 경우, 각각 체내에 축적되는 당도가 서로 다르다는 것이다.

스트레스를 받는 상황에서 식사한다든지, 매우 급하게 식사할 경우 폐해는 더욱 심각해진다. 빨리 먹어서 발생하는 결과 중 하나는 흡연욕구가 더욱 강해진다는 점이다. 그리고 각종 질병 ― 관상동맥 질환, 알레르기, 기력 감소 ― 의 원인이 되는 술, 커피, 차 등 자극제에 대한 욕구 또한 강해진다.

여기서 이슬람교의 라마단과 같은 종교적 단식에 대한 연구도 이루어졌는데, 그 결과 생화학적·정신적 변화, 나아가 호르몬 이상까지 관찰되었다. 개인적으로 나는 단식을 각종 결핍성 질환의 원인으로 생각하기 때문에, 어떤 형태의 것이든 단식에는 절대적으로 반대한다. 같은 맥락에서 나는 식욕이 없거나 아플 경우에도 식사량을 줄일지언정 절대로 식사를 거르지 말 것, 그리고 가능하면 배꼽시계를 흐트러뜨리지 말 것을 충고한다.

대부분의 다이어트에서 권장하는 것과 정반대로, 한 음식물의 집중적인 섭취로 다양한 음식물의 섭취를 배제하는 방식은 피하는 것이 좋다. 과학적인 실험에서 입증되었듯이, 몇몇 비타민의 경우 결핍상태가 4일 이상 지속되면 면역체계가 약해진다. 위가 소화액을 분비하는 시간은 정해져 있다(음식물 섭취의 생체리듬에 따라). 위에 음식물이 들어오지 않으면 소화액은 모든 자율신경 체계를 마비시키는 산이나, 다른 독성물질로 변형된다. 이로써 피로감, 체중 증

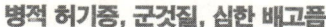
병적 허기증, 군것질, 심한 배고픔

병적 허기증 특별한 식욕도 없이 언제, 어느 때, 무엇이든 먹으려는 성향은 우선 제2뇌에 영향을 끼치는 제1뇌의 장애이다. 이런 현상은 지방이 과도하게 축적되는 결과를 불러온다.

군것질 음식물을 계속 자동적으로 조금씩 먹는 것을 말한다. 이처럼 허기를 느끼지 않으면서도 음식물을 계속 먹다보면, 인슐린의 분비가 촉진된다. 필수 포도당이 즉각적으로 사용되는 반면, 지방은 사용되는 속도가 느려 몸에 축적되고 만다. 그러면 금세 허기가 다시 느껴지고 이내 음식물을 깨작거리게 된다.

심한 배고픔 식사를 하고도 생기는 절박한 식욕을 말한다. 직전에 먹은 식사량이 부족하거나, 장기적인 신체활동으로 혈당이 감소한다든지, 어떤 감정적인 충격에 원인이 있을 수 있다.

병적 허기증, 군것질, 심한 배고픔은 결코 쉬지 않고 일하는 자율신경 시스템을 기능 장애 상태로 만든다. 피로해진 자율신경 시스템은 간관, 쓸개관, 총담관의 기능을 둔화시킨다.

결과 만성 소화불량, 결장이나 내장의 부종, 내장 점막의 약화, 빠른 체중 변화는 탄수화물과 지방의 소화·흡수에 영향을 끼친다. 피로감과 우울증, 순환계 질환, 림프관 및 호르몬 장애 등을 유발하여 결국 두 뇌의 조화를 깨뜨린다.

가, 류머티즘, 각종 통증이 발생할 수 있다.

어떠한 이유로 당신의 배꼽시계가 고장났다면, 다시 말해 시도 때도 없이 먹어대거나, 늘 주전부리를 입에 달고 산다거나, 극심한 허기를 느낀다거나, 자다가도 일어나 배고픔을 참지 못하고 냉장고

문을 급하게 여는 경우가 있다면, 하루 속히 당신의 배꼽시계를 정상화 시켜야 한다.

위는 우리가 잠들어 있는 동안에도 지방을 분해하도록 되어 있다. 아침식사는 가볍게 시작하고(100 ~ 104쪽 참조), 각 식사시간의 간격은 4시간 정도로 두는 것이 좋다.

이렇게 며칠이 지나면 우리의 배꼽시계는 다시 신경내분비의 흐름을 따라 원래의 리듬을 되찾을 것이다.

긴장을 풀고, 편안한 마음으로 먹자

바르게 먹는 습관에서의 핵심은 첫째, 규칙적인 시간에 식사하기이다. 둘째는 이완된 상태로 즐겁게 먹기이다.

이제, 긴장을 풀고 편안히 먹기에 대하여 설명을 해보자. 스트레스, 화, 조급함, 초조함 등은 소화·배설 과정에 장애를 일으켜, 체내의 다른 시스템에 즉각적인 영향을 끼칠 수 있다.

위에서는 위산이 과다분비된다. 이것은 담즙과 인슐린의 과다 혹은 부족으로 인한 기능 장애로서 신트림, 경련, 식은땀, 통증(장차 대장 및 소장에 문제를 유발할 수도 있다)의 원인이 된다. 위의 출구에 위치한 괄약근, 즉 유문(幽門 ; 위와 십이지장의 경계 부분 - 옮긴이)은 스트레스, 신경과민, 온갖 불쾌한 감정, 자극성 음식(차, 커피, 술, 담배)에 매우 민감하다.

유문은 입안의 음식물 덩어리가 이에 의해 잘게 잘라지고, 위에

장내의 박테리아

갓 태어난 아기의 소화관은 비어 있다. 48시간이 지나면 박테리아가 소화관을 점령한다. 아기에게 모유를 먹이느냐, 우유를 먹이느냐에 따라 장내 박테리아균이 달라진다. 그리고 생후 3~6개월이 지나면, 이 박테리아가 변형되어 장내 항체를 만들어낸다.

인간의 면역 시스템은 만 5세에 완성된다. 장내의 미세식물은 대략 400여 종에 1천억 개 정도의 박테리아를 포함한다.

스트레스, 불안증, 과민성뿐 아니라, 급하게 먹는 잘못된 식습관도 장의 운동성을 둔화시키고, 장내 박테리아를 변형시켜 소화에 영향을 끼친다.

배가 건강하지 못하면, 우리는 더 이상 다음과 같은 장내 박테리아의 유익한 활동을 기대할 수 없게 된다.

- 나쁜 콜레스테롤 수치를 줄여주는 지방산 생산
- 소장에 의해 흡수되지 않는 영양분 분해
- 비타민을 합성하는 몇몇 박테리아에 의해 비타민 추가 공급
- 며칠 만에 병원균을 소멸시키거나 안전한 수치로 유지
- 음식물에 대한 과민성, 염증, 알레르기 등의 방지
- 장내 면역 시스템의 강화

과일이나 채소, 차처럼 섬유소와 산화방지제가 함유된 음식물은, 소화효소에 의해 소화되지 않으며, 우리 몸 전체에 이롭도록 장내 박테리아로 변형·강화시키기에 유용한 파트너이다.

만약 배가 건강하다면, 저해요소에 맞서 싸울 수 있는 박테리아와 함께 생활 속에서 겪게 되는 스트레스에 더욱 효율적으로 대응할 수 있게 되겠다.

스트레스를 받는 상태에서 식사하게 되면, 코르티손과 멜라토닌, 테스토스테론 등의 호르몬 분비가 줄어든다는 사실이 확인되었다.

> 예를 들어 텔레비전을 보면서 식사하는 것은 여러 위험 요소가 있다. 먼저 제1뇌가 받아들인 감정적인 충격(특히 뉴스)은 제2뇌에도 영향을 미칠 수 있다. 그리고 메시지를 전달하느라 텔레비전 화면이 바뀔 때마다 발생하는 빛의 움직임도 위험 요인이 된다.
> 나의 주장은 아주 분명하다. 식사는 반드시 정신이 이완된 상태로 식탁에 앉아서 한다. 스트레스를 받는 상황에서 지금 막 빠져나왔다든지, 혹은 여전히 스트레스를 받는 상황에서 식사하게 된다면, 음식을 들기 전에 반드시 복식호흡(39쪽 참조)을 실시하도록 한다.
> 식사하는 동안의 이완상태는, 제1뇌가 제2뇌에게 완벽하게 음식물을 받아들일 수 있는 상태로 만들어줌으로써, 두 뇌의 조화가 이루어진다는 사실을 명심하기 바란다. 특히 환자의 식탁에서 시중을 드는 역할을 아내만 하지 말고, 자녀와 함께 교대로 하라고 조언하는 바이다. 또한 식사 후 가족이 함께 산보하는 일은 심신의 이완과 소화에 큰 도움이 된다.

서 제대로 소화가 되었을 때에 열린다. 음식물을 섭취한 지 약 1시간 30정도 지나면, 유문이 음식물의 양과 농도에 따라 음식물을 장으로 내려보낸다.

말하자면 유문은 소화의 세관원이다. 음식물이 장으로 통과하는 것을 조정함과 동시에, 장내 박테리아를 적당 수준으로 유지시켜주고, 경련, 부패, 더부룩함, 복통, 만성 소화불량, 변비 등을 방지하고, 다음에 이어지는 모든 소화과정을 조절해주는 곳이 바로 유문이다. 유문이 막히면 구토가 일어나는데, 이것은 유문이 제1뇌에 직접 연결되어 있기 때문이다.

제1뇌에 영향을 미치는 이런 장애는 갑작스런 피로, 통증, 신경과민, 불안증, 집중력 감퇴 등을 유발할 수 있다.

우리는 언제나 너무 빨리 먹는다

내가 주장하는 올바른 식습관 가운데, 세번째 중요한 요소는 바로 천천히 먹는 것이다. 천천히 먹는 것은 제2뇌인 배 건강에 필수적인 전제조건이다.

음식물을 씹지 않고 바로 삼켜버리는 행동은 절대 안 된다. 식사를 시작할 때, 처음 입에 넣은 음식물은 충분히 침에 적셔져야 한다. 침은 물, 단백질, 무기질 등이 섞인 물질로 이를 보호해주며, 소화효소를 가지고 있어 입 속의 산성도를 줄여준다.

침의 이러한 소독기능은 음식물의 소화·배설 과정에서 매우 중요하다. 소화 과정은 음식을 먹기 전, 즉 입에 군침이 돌 때부터 시작된다는 점을 명심해두자. 침이 없거나 침의 분비가 지나치게 부족하면, 특히 위산과다를 비롯한 수많은 문제가 발생할 수 있다. 또한 침의 화학적인 구성을 변화시키고 입 속을 마르게 하는 약품도 유의해야 한다. 음식물의 맛을 헷갈리게 할 뿐만 아니라, 배에도 좋지 않은 영향을 미친다.

나는 소화액을 망가뜨리는 대표적인 식품군으로 커피, 홍차나 녹차, 담배, 술을 꼽는다(특히 뱃속을 든든하게 채우지 않고 마시는 모든 술이 그렇다). 신경안정제나 소염제 등도 종종 소화 장애를 유발할 수 있으며, 기능 장애를 일으키고, 경우에 따라서 체중이 불어나는 현상을 일으키기도 한다.

　이것을 위하여, 나는 미주신경과 연결되어 있으며, 신경말단을 자극하는 얼굴의 턱뼈와 두개골의 자가 마사지를 다음에서 자세하게 설명하겠다. 이 자가 마사지는 침의 분비를 조절해줄 뿐 아니라, 중추신경 시스템의 긴장도 풀어준다. 즉 미각, 후각, 시각, 청각에 모두 영향을 미친다.

　얼굴의 감각점(통점, 압점, 냉점, 온점 등)을 자극해주면 소화활동이 좋아진다. 식사 전 침이 부족할 때나 약을 먹을 때 이 마사지를 해주도록 한다. 또한 복식호흡의 연습도 침의 분비를 원활하게 해준다는 사실을 기억하기 바란다.

　덧붙여 말하고 싶은 것은, 침과 제 1 뇌가 소화 과정에 미치는 효과는 아직 완전히 밝혀지지 않았다는 점이다. 몇몇 실험실에서 엄청난 비용을 들여 침을 합성해보고자 하였다. 만일 이것이 성공한다면 배를 건강하게 만드는데 매우 긍정적인 결과를 가져다줄 획기적인 발명이 될 것이다. 하지만 제 1 뇌가 보내는 어떤 감정이나 메시지에 따라, 분비 과정에서 순식간에 이상이 일어나기 일쑤인 침을, 과연 어떤 화학물질이 대신할 수 있을까?

　천천히 먹는 것은 매우 중요하다. 하지만 이것만으로 충분하지는 않다. 구강의 위생에도 주의를 기울여야 한다. 아주 미미한 치아 감염이나 충치일지라도, 침의 화학성분을 변화시켜 소화기관에 영향을 끼칠 수 있기 때문이다. 나는 이를 치료한 이후 자율신경 장애가 완전히 사라지는 모습을 자주 보았다.

얼굴과 머리의 자가 마사지

이 마사지는 침샘뿐 아니라, 머리와 배를 조화롭게 만드는 미주신경에 연결된 제1뇌의 뇌신경을 자극한다. 얼굴과 머리를 마사지하면서, 당신은 금세 복통이 나아지는 기미를 느낄 수 있을 것이다.

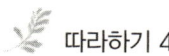
따라하기 4

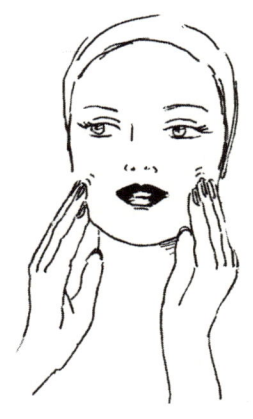
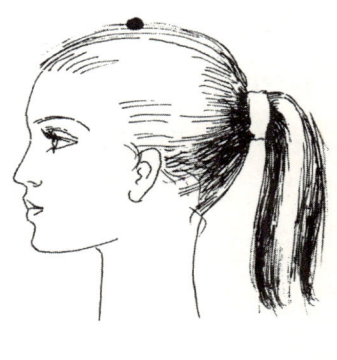

1. 통증이 느껴지는 부위를 중심으로 손가락 끝으로 마사지한다. 각 부분을 몇초 동안 원을 그리면서 톡톡 두드려준다.
2. 코를 따라, 눈 주위를 따라, 눈썹을 따라, 이어 관자놀이와 이마선 그리고 두개골의 정수리(미주신경과 연결되어 있는 백회혈), 시신경 부위까지 손가락으로 자극한다. 피부를 그냥 비비는 식의 마찰은 피한다.

이것은 곧 두 뇌가 긴밀히 접속되어 있음을 의미한다.

스스로 영양사가 되고, 식생활 일지를 쓰자

배의 건강, 그리고 배와 제1뇌와의 조화는 하루 몇번 식사를 하고, 식사시간은 얼마나 되며, 무엇을 먹고 마시는지 등 우리의 식습관에 달려 있다. 누구나 고유한 자신의 지문을 갖고 있듯이, 각자 나름의 식습관을 가지고 있다.

그렇다면 우리의 식습관은 정상적인지, 두 뇌를 조화롭게 만들 수 있는지 등의 여부를 어떻게 알 수 있을까?

매우 간단하다. 먼저 수첩을 가지고 다니면서, 음식물에 관련된 자신의 행동과 신체적·정신적 반응을 기록하는 것이다.

시작한 첫주부터 자신이 수년간 저질러온 치명적인 실수가 무엇인지 드러날 것이다. 한 주 동안의 관찰기간이 지나면, 이제 자신의 식습관을 바꾸어야 한다.

4주가 지나면 우리의 실수는 완전히 사라지고, 내 치료법이 배 건강뿐 아니라 당신의 모든 기능 장애와 중추신경계에 미치는 확실한 효과를 발견할 수 있을 것이다.

이때부터 우리는 스스로 자신의 영양사가 되는 것이다.

1. 식사 횟수   하루 이상적인 식사 횟수는 가장 중요한 아침식

사를 포함하여 3회이다. 어떤 활동(육체적이든 지적이든)을 하느냐에 따라 아침이나 저녁에 소량의 간식을 먹을 수 있다. 하지만 밤낮으로 군것질하는 습관은 곤란하다.

2. **식사시간**　　식사시간의 간격은 적어도 4시간 정도가 되어야 하며, 집중적인 육체적 활동이나 지적 활동을 할 경우에는 3시간 정도 간격을 두고 먹는다.

3. **식사 환경**　　먼저 긴장이 완전히 풀린 상태여야 한다. 그리고 조용한 공간에서 앉은 자세로 먹는다. 시끄러운 소음은 소화에 부정적인 영향을 미친다.

4. **천천히 먹기**　　건강한 소화·배설을 위하여 필수불가결하다. 침이 음식물과 충분히 섞이도록 하는데 이것은 매우 중요하다.

5. **즐거운 식사**　　입맛과 식욕에 따라 음식물을 정해야 하지만, 그렇다고 편식은 곤란하다.

6. **흡연**　　니코틴은 비타민의 치명적인 적이다. 그러므로 식탁에서는 절대 금연해야 한다. 담배 1개비는 생명을 12분 단축시킨다. 담배를 피우고 있는가? 자신의 생명이 얼마나 단축되고 있는지

계산해보기 바란다.

7. 식탁에서의 스트레스   스트레스를 받고 있는 상태라든지, 별안간 어떤 감정에 사로잡혀 있거나 난감한 상황에 있다면, 앞서 배운 복식호흡을 하면서 몇분 기다렸다 식사하는 것이 좋다.

8. 이상적인 식단   세 가지 범주의 식품(탄수화물, 단백질, 지방)과 비타민 및 미량원소(철, 망간, 아연, 불소 등 성장에 필요한 미량원소)를 포함하고 있으며, 매일매일 그리고 매회마다 내용물이 달라지는 것이 이상적인 메뉴이다.

9. 음료   식사중에는 단 음료를 피하고, 포도주나 맥주를 한 잔 정도만 마시도록 한다. 미네랄 워터는 미네랄과 미량원소의 함유량을 따져가며 다양하게 마신다(프랑스의 경우 미네랄 워터의 성분이 제조업체마다 다르다. 예를 들어 에비앙은 임산부나 갓난아기에게 좋은 물로 알려져 있다 – 옮긴이).

10. 식사를 마치면서   기분이 좋고 편안하며 긴장이 풀린 상태, 원기왕성한 상태에 있어야 한다.

11. 식사 후 1 ~ 3시간   소화에 주의를 기울인다. 자신에게

체질적으로나(신트림, 가스, 경련, 갑작스런 피로감, 식곤증) 정신적으로(집중력 부족, 활력 부족, 신경과민) 맞지 않는 음식들을 기록해본다. 나의 얘기는 그런 음식물을 아예 삼가하라는 것이 아니라, 양을 줄이고 먹는 순서를 바꿔보라는 것이다.

예를 들어, 전식으로 먹은 멜론이나 토마토가 속을 거북하게 했다면, 후식으로 먹어본다. 그러면 소화가 잘될 것이다. 아티초크(국화과 식물, 기능성 고급 채소 - 옮긴이) 하나를 다 먹으면 뱃속에 가스가 찰 수 있으나, 1/2 정도 먹으면 괜찮을 수 있다. 날 음식은 식사 시작 때보다 식사가 끝날 무렵에 먹는 게 좋다. 달콤한 디저트의 양은 줄이도록 한다. 당분은 소화과정을 더디게 만든다.

올바른 먹거리의 선택

자랑 같지만, 나는 오래전부터 내가 먹을 음식물을 선택하는 법을 본능적으로 알고 있었다. 최근 과학적 연구에 의해 두 뇌가 신경전달물질이라는 복잡한 망을 통해 상호작용한다는 사실이 입증되었을 때, 나는 놀라기보다 자부심이 들었다.

제1뇌에서 발생한 어떤 감정이나 충격, 불안감이 배에 영향을 미친다는 사실은 이제 누구나 다 아는 지식이다. 그런데 복통, 소화·배설 장애 등 건강이 좋지 않은 제2뇌가 역으로 제1뇌에 영향을 미치고, 그 결과 기능 장애와 그보다 더 심각한 질환이 발생할

배 건강을 위하여 절대 피해야 할 식사법

아래 도표는 직장생활을 하는 평균적인 남성 또는 여성이 하루 동안 먹는 식생활을 정리한 것이다.

	아침식사	간식	점심식사
시각	8시	10시	12시
속도	빨리	빨리	빨리
즐거움	×	×	×
허기	×	×	×
흡연	×	○	○
분위기	평온	평온	시끄러움
자세	선 자세	선 자세	앉은 자세
스트레스	○	○	○
식사 내용	크루아상 빵		샐러드, 스테이크, 사과 파이, 감자튀김
음료	블랙 커피	블랙 커피	포도주 2잔, 블랙 커피

각종 기능 장애를 피하고 여러 가지 질병을 예방하려면, 이러한 식생활 방식은 반드시 개선되어야 한다.

간식	저녁식사	낮시간 군것질	밤시간 군것질
	19시	16시	
	천천히	빨리	
	○	×	
	○	×	
	○	○	
	평온	평온	
	TV 앞에 앉은 자세	선 자세	
	×	○	
	수프, 생선과 쇠고기 안심, 쌀 요리, 캐러멜	초콜릿 바	비스킷
	식전주, 포도주 2잔	블랙커피	탄산수

유명인사들도 감동한 나만의 치료법

배 건강을 위하여 꼭 지켜야 할 식사법

이 도표는 직장생활을 하는 모범적인 남성 또는 여성의 하루

	아침식사	간식	점심식사
시각	7시	10시	13시
속도	천천히	천천히	천천히
즐거움	○	○	○
허기	○	○	○
흡연	×	×	×
분위기	평온	평온	평온
자세	앉은 자세	앉은 자세	앉은 자세
스트레스	×	×	×
식사 내용	가벼운 아침식사 (102~104쪽 참조)	신선한 과일	구운 닭 요리, 쌀 요리, 과일 샐러드
음료	부드러운 차	미네랄 워터	포도주 1잔, 커피

식생활에 해당한다. 이 방식은 나의 식사법과 일치한다.

간식	저녁식사	낮시간 군것질	밤시간 군것질
	20시		
천천히	천천히		
○	○		
○	○		
×	×		
평온	평온		
앉은 자세	앉은 자세		
×	×		
초콜릿 한 조각, 버터나 잼을 바른 빵	샐러드, 구운 생선, 시금치, 무설탕 플레인 요구르트		
미네랄 워터	포도주 1잔, 미네랄 워터		

건강을 위한 식생활 일지

이 도표를 만들어 수첩에 넣고 다니며 날마다 기록해보자.

	아침식사	간식	점심식사
시각			
속도			
즐거움			
허기			
흡연			
분위기			
자세			
스트레스			
식사 내용			
음료			

간식	저녁식사	낮시간 군것질	밤시간 군것질

수 있다는 사실은 의학계에 큰 충격이었다.

미지의 신경전달물질이 바로 그 열쇠이다. 신경전달물질은 매우 복잡하고 다양화된 연결망을 이루고 있다. 연구자들에 따르면, 현재까지 밝혀진 신경전달물질은 극히 일부에 불과하다고 한다. 가령 현재까지는 제1뇌가 분비하는 세로토닌과 노르아드레날린이라는 두개의 신경전달물질만이 두 뇌 사이에서 메시지를 전달한다고 알려져 있다. 그러나 두 뇌를 연결하는 신경전달물질은 이 2종만이 아닐 수 있다는 얘기이다.

마찬가지로 박테리아나 바이러스 등 지속적으로 우리를 괴롭히는 각종 스트레스에 대한 저항력을 갖게 해주는 면역세포를, 85~90% 생산해내는 곳이 바로 우리의 배라는 사실도 밝혀졌다. 이처럼 쌍방향으로 커뮤니케이션을 하는 제1뇌와 제2뇌의 관계는 그 어느 때보다 화제가 되고 있다.

이 발견으로 얻은 첫번째 결론은, 음식물에 관련된 것이다. 우리 모두가 추구하는 '건강과 행복'을 되찾는다는 맥락에서, 우리가 먹는 음식물은 더욱 큰 비중을 차지한다. 왜냐하면 이것이야말로 바로 행복의 조건 중 하나이기 때문이다.

자랑이 아니라, 실제로 나는 35년 동안 환자들의 배를 돌보고 깊숙이 마사지하며, 스트레스나 호흡의 문제로 마비되거나 장애가 있는 배의 기능을 고쳐주었다. 몇 가지 식습관을 바꿔줌으로써, 등이나 어깨의 통증, 만성피로, 불면증, 류머티즘, 알레르기, 성 장애 등과 같은 장애들을 물리쳐 왔다.

병원에서 의사들과 함께 일함으로써, 나는 당뇨병이나 심장질환, 신경계 이상과 같은 중병 치료도 수월하게 할 수 있었다. 심지어 화학요법 같은 치료의 효율성을 증가시킴으로써 암 치료도 도울 수 있었다.

진작에 내가 알고 있던 것에 대해, 오늘날 과학적인 설명이 이루어지고 있다. 즉, 나의 경험을 통해 치료에 적용시키고 있는 기본 개념들이 과학적으로 설명되고 있는 것이다. 이것은 인체의 전체적인 균형, 건강 회복 및 유지, 행복감에서 배와 음식물의 중요성이 대단하다는 나의 생각을 더욱 확고하게 해주었다.

그러니 복식호흡과 천천히, 규칙적으로 먹는 습관에 이어, 내 치료법의 세번째 원칙도 더욱 중요해진다. 다시 말해 우리가 우리의 배에게 처리하도록 명령한 — 우리의 신체적·정신적 생존에 필수적인 기능 — 즉, 흡수한 다음 찌꺼기를 배설하도록 의무지운 딱딱한 음식물과, 액체로 된 음식물을 어떻게 선별하는가 하는 문제에 신중하게 접근해야 한다.

내가 먹는 음식물이 바로 내 모습이다!

올바른 음식물의 선택은 우리가 규칙적으로, 천천히 먹는 습관만큼이나 중요한 주제이다.

음식물의 선택은 우리를 각종 장애와 질환에서 지켜주는 신체의 건강뿐 아니라, 정신적 활동과 평상시 우리의 행동방식까지 좌우한다(이점은 이제 더욱 분명해졌다). 우리가 먹는 음식이 바로 우리의 모습이 된다. 남성이든 여성이든 평생 동안 평균 30톤의 음식과 5만 리터의 음료를 섭취한다고 한다.

우리가 삼키는 음식물은 몸에 영양을 공급하는 것 이상으로 많은 일을 한다. 우리의 배 특히 소화기와 장기는 음식물에서 생명에 필요한 요소를 쉼 없이 끄집어내고, 신경계와 공조하여 독소, 박테리아, 바이러스를 중화시킨다.

잘 알다시피, 지적인 능력과 예술적인 창조력(이 두 능력과 음식물의 관계는 아직 입증되지 않았지만, 언젠가 밝혀지리라 생각한다)을 제외한 우리의 모든 행동이 음식물의 선택에 따라 달라진다.

이제 음식물의 선택이 우리의 모든 행동을 좌우하기도 한다는 점은, 최근에 밝혀진 그 유명한 신경전달물질망을 통하여 과학적으로 입증된 사실이다.

그동안 나는 배의 기능을 향상시킴으로써, 온갖 종류의 기능 장애를 치료하고 심한 질병의 치료도 도울 수 있었다. 그런가 하면, 스트레스나 불안의 원인을 제거하여 환자의 심리상태를 안정시켜주고, 호흡법과 규칙적인 식습관, 음식물의 선택을 지도함으로써 소화불량이 기적처럼 사라지는 장면을 수없이 목격했다.

한 환자의 경우가 생각난다.

한 기업의 사장이었던 그는 온갖 다이어트를 시도 하였음에도 불구하고 지속적으로 체중이 불어나고 있었다. 그는 항상 살을 빼야 한다는 강박관념에 사로잡혀 긴장을 풀지 못한 채, 자신의 소화기를 심각하게 망가뜨려놓고 있었다.

나는 그에게 제1뇌에 원인이 있다고 설명해주었다. 그리고 매 시간 복식호흡을 하도록 지도했고, 식습관을 바꾸어 다양한 음식을 천천히, 규칙적으로 먹도록 권유했으며, 간단한 운동(두 뇌의 체조)을 하게 했다. 여기에 나의 마사지 치료를 받으면서 그의 배는 조화를 되찾았고, 체중도 본래의 상태로 돌아가, 다시는 살이 찌지 않았다.

수백명의 환자 가운데 한 젊은 여자 환자가 기억난다. 아름다운 그녀는 우울증을 계속 앓으면서, 지나친 불안감과 두통에 시달리고, 거식증까지 앓고 있었다. 그녀는 패션모델이라는 직업의 특성상 음식을 거의 먹지 않았고, 어쩌다 먹는다 해도 아무 곳에서 아무것이나 먹었다. 그리고 복식호흡법을 잊은 채 자극적인 식품을 먹곤 했다. 그녀의 배에서 경련을 감지할 수 있었다.

나는 그녀의 배를 다시 유연하게 만들고, 배의 기능을 향상시켜주었으며, 그녀가 먹는 음식물을 바꾸도록 지도했다. 그녀는 이내 컴컴한 우울증의 동굴에서 빠져나와 즐거움을 되찾았고, 패션모델로도 크게 성공할 수 있었다.

최근에 치료한 한 환자의 경우는 매우 특이했다. 진느라는 만 64세의 여성으로 상업에 종사하고 있었다. 가족과 문제는 없었으나, 만성

요통과 관절염을 앓고 있었다. 엑스레이를 찍어보니 허리 부분의 척추뼈에 심각한 관절염이 있었고, 손발의 형태가 기형이 되어 있었다. 그녀는 여러 류머티즘 전문의의 진료를 받아 소염제를 처방받았고, 여러 차례 재활 마사지도 받았었다. 이런 치료들이 차도를 보이지 않자, 그녀는 나를 찾아온 것이다.

그녀는 약 12kg이 과체중인데다 셀룰라이트(지방이 뭉쳐 있어 피부 표면이 울퉁불퉁해진 상태 - 옮긴이)가 있었다. 만져보니 배가 단단하고 부풀어 있었으며 경련과 통증이 있었다. 수년째 되는 대로 먹는 식습관에 젖어 있었던 데다, 특히 산성 음식물을 선호했다.

그녀는 아침마다 잼을 바른 흰색 빵, 커피 한 사발, 과일 주스를 큰 잔으로 마셨고, 때로 크루아상이나 브리오슈 같은 빵 종류도 먹었다. 오전과 오후 간식은 비스킷과 에스프레소 커피였다. 점심에는 주로 햄, 소시지 따위의 돼지고기 요리와 감자튀김, 달콤한 디저트를 먹었다. 저녁메뉴는 포타주(고기, 야채 따위를 넣어 진하게 끓인 수프 - 옮긴이)와 주 요리(쇠고기, 생선, 달걀), 달콤한 디저트였다.

내가 배의 건강과 두 뇌의 조화를 찾기 위해서는 식습관을 완전히 바꾸어야 한다고 설명하자, 그녀는 들은 척도 하지 않았다. "커피를 마시지 않으면 나는 아무것도 할 수 없어요"라고 말했다. 일주일에 한번씩 치료하며 3주가 지났으나, 그녀의 배는 조금의 차도도 없었다. 나는 환자 스스로 자기관리를 소홀히 하고 식습관을 바꾸지 않으면, 더이상 치료를 계속할 수 없다고 선언했다.

"아무런 성과도 없이 계속 치료하는 건 옳지 못합니다!" 그녀는 실망하여 더 이상 모습을 보이지 않았다. 그리고 4개월이 지난 어느날,

그녀는 나를 찾아왔다. 다른 전문가를 만나보았으나 전혀 변화가 없었다는 거였다. 지칠 대로 지친 그녀는 결국 내 지도를 따르기로 결심한 터였다. 이후부터 나를 충실히 따라, 커피를 포함하여 산성 음식물은 일절 먹지 않았고 천천히, 규칙적으로 식사했으며, 생선과 흰색 살코기, 야채, 면류, 쌀, 신선한 과일을 주로 먹었다.

한달 반에 걸쳐 5차례의 치료가 끝나자, 요통이 사라졌고 관절도 더 이상 아프지 않았으며, 변비가 사라졌고 숙면을 취할 수 있었으며, 체중은 6kg이나 줄었다! 나는 그녀에게 계속 이런 식습관을 유지하고, 복식호흡법을 계속 해나가며, 하루 한 시간씩 걷고, 매일 몇분씩 배 마사지를 하라고 권유했다.

2개월 후, 진느는 다시 6kg이 빠졌으며 완전히 건강을 되찾았다. 그녀는 내게 말했다. "이젠 기분이 좋아요. 선생님의 치료법 덕분이죠. 그런데 이 상태가 계속 유지될 수 있는 거지요?"

나는 단호히 대답했다. "모든 것이 당신에게 달려 있습니다." 결과를 확실히 하기 위해, 나는 그녀에게 두 뇌의 체조도 함께할 것을 당부했다. 결과는 대성공이었다.

유제품과 자극적인 음식을 피하면 습진과 마른버짐이 사라지고, 단 음료나 과자를 금하는 방향으로 식습관을 변화시키면, 어린이의 이비인후과 질환이 치료되는 경우가 있다고 한다.

나는 신경전달물질의 정밀한 분석을 실시하지 않고도, 머리와 배의 하모니, 즉 두 뇌가 행복과 건강을 좌우한다는 사실, 그리고 모든 병의 치유는 상당 부분 적절한 음식물의 선택에 달려 있다는 사실을 경험상 알 수 있었다.

모든 다이어트를 던져버려라!

두 뇌를 서로 조화롭게 만들고 자기 자신과 완벽하게 조화를 이루려면, 어떤 음식을 먹을지 제대로 선택해야 한다. 이것은 지나칠 정도로 단순하고 쉽게 보일 수 있다. 하지만 여기에 어느 정도의 성찰이 필요하다. 나는 아주 많이 생각했다. 그 결과 특정한 행동 원칙, 즉 비구속적인 프로그램을 고안하기에 이르렀고, 이것을 내 치료법의 세번째 기본 원칙으로 정하게 되었다.

우선, 모든 종류의 다이어트를 버려라!

나는 하나의 혹은 몇 가지 음식물, 또는 음식물의 기본적 영양소 (신진대사에 필수적인 탄수화물, 지방, 단백질)를 배제하는 종류의 모든 다이어트에 반대한다.

가령 앞에서 유제품을 피하라고 한 것도 일시적인 금기일 뿐이다. 다시 말해 문제가 사라지는 순간, 나는 금기했던 음식물을 아주 적은 분량에서 조심씩 다시 들도록 조언한다.

누구든지 지방이나 단백질, 혹은 설탕, 혹은 몇몇 음식물(면류나 고기 등)의 섭취를 배제하는 것을 기본으로 삼는 다이어트법을 들어보았거나 해본 적이 있을 것이다.

이것은 큰일날 일이다! 흔히 몸에 나쁘다고 알려져 있는 음식물을 포함하여, 지구상의 모든 음식물은 두 뇌의 조화와 몸 전체의 균형에 필수불가결하다.

　사실 대부분의 다이어트가 엄격하게 배제하는 지방의 경우, 성적 쾌감을 크게 좌우한다. 탄수화물(빵, 면류, 밥처럼 전분이 함유된 음식)은 신경을 안정시키고 주의력을 높이는데 효과가 있고, 성적 쾌감에서도 중요한 역할을 한다는 사실이 입증되었다.

　최근에는 단백질(고기, 생선, 유제품 등)이 부신(좌우 신장 위에 있는 1쌍의 내분비기관. 피질과 수질로 되어 있다 - 옮긴이)을 자극하며, 제1뇌에서 행복감을 만들어내는데 직접적인 영향을 끼친다는 점이 밝혀졌다. 예전에는 우리의 관심 밖에 놓여 있던 섬유질이, 이제는 탄수화물과 지방의 신진대사 및 정상적인 소화에 필수불가결한 요소라고 간주되고 있다.

　포도주는 심장질환을 예방하는 효과가 있다.

　5세기 훨씬 이전, 유명한 의사 파라첼스(Paracelse) 역시 "어떤 것도 독이 아니며, 동시에 모든 것이 독이 된다. 독을 만드는 핵심은 바로 양의 문제이다"라고 하지 않았던가?

　이것이 다름아닌 호메오파티(동종요법 ; 생체의 병적 반응과 동일한 반응을 일으키는 미량의 약물을 주입하는 치료 - 옮긴이)이다. 그에게 경의를 표한다.

　오로지 야채나 과일만 먹는 다이어트 — 특히 젊은 여성들이 많이 하는 다이어트 — 가 치명적일 수 있다는 점을 아는가?

　최근의 연구들은 특정 식품군을 식단에서 배제시키면, 면역세포를 만들어내는 배의 기능을 변화시켜 온갖 세균에 감염될 수 있으며, 두 뇌의 하모니 또한 깨질 수 있다는 사실을 증명해주었다.

우리가 음식물을 선택할 때, 배 건강을 위하여 필수적이고 보완적인 다음의 세 가지 원칙에 따라야 한다.

- 입맛(당신의 입맛은 매우 중요하다. 이것은 영양에 있어 당신의 지문과도 같다)
- 다양한 음식물
- 칼로리 및 영양분의 함유도

탄수화물

탄수화물 식품은 혈당에 미치는 영향에 따라 분류된다.

섭취하였을 때 혈당이 높아지는 음식물을 가리켜 당도가 높다고 말한다(글리세믹 인덱스(GI) 70 이상 ; 포도당이 체내에서 얼마나 빨리 신진대사가 되는지를 보여주는 지수 - 옮긴이). 반대로 중간 정도의 혈당(GI 55 ~ 70)이나 약한 혈당(GI 55 이하)을 유발하는 음식은 당도가 낮다고 한다.

- 포도당이 체내에서 빠르게 흡수되는 단당류
  - 설탕, 사탕, 꿀, 잼
  - 과자와 케이크, 버터와 설탕을 주재료로 한 비엔나 풍의 빵, 시럽

- 과일, 단 음료, 주스, 설탕에 잰 과일
- 유제품

🌿 포도당이 체내에서 느리게 흡수되는 다당류

- 곡류 : 옥수수, 밀, 보리, 메밀, 쌀보리, 생쌀이나 익힌 쌀, 끓이거나 가루로 빻아 만든 빵이나 국수, 과자 등의 원료가 되는 곡류.
- 야채 : 감자, 누에콩, 완두콩, 까치콩, 강낭콩, 대두, 양파, 마늘, 양상추, 호박, 토마토, 셀러리, 껍질 완두콩, 라디스 (작은 무우의 일종 – 옮긴이), 당근……
- 향채 : 파, 파슬리……

탄수화물 식품에 들어 있는 섬유질과 지방은 포도당의 체내 흡수를 느리게 하고, GI지수를 줄일 수 있다.

보통 성인은 다당류 식품의 섭취량이 충분하지 않다. GI지수는 배 건강을 위하여 음식 선택의 길잡이가 되어야 한다.

탄수화물은 우리가 날마다 먹는 음식물에서 55% 정도를 차지해야 적당하다.

단백질

단백질에는 동물성 단백질과 식물성 단백질이 있다.

🌿 동물성 단백질

- 쇠고기와 양고기는 8가지 필수 아미노산을 함유하고 있다.

지방이 가장 적은 부위를 선택한다. 왜냐하면 이런 부위에도 언제나 숨겨진 지방이 있기 때문이다.

- 가금류 : 닭, 뿔닭, 오리, 거위……
- 바다 생선 : 대구, 서대, 가오리, 농어……
- 민물 생선 : 잉어, 송어, 곤들매기……

가장 기름진 생선에 함유된 지방의 양은 기름기가 가장 적은 쇠고기에 포함한 지방 정도밖에 안 된다.

- 갑각류 : 게, 새우, 바닷가재, 대하……
- 패류 : 굴, 홍합, 바지락……
- 유제품 : 우유, 플레인 요구르트, 치즈……

식물성 단백질

- 마른 콩 : 누에콩, 까치콩, 이집트 콩, 강낭콩……
- 낟알 식물 : 쌀, 옥수수, 밀, 보리, 조, 수수
- 뿌리 식물 : 감자, 고구마

단백질 식품은 우리가 먹는 음식물에서 15%가 되어야 한다.

지방

지방에도 동물성과 식물성이 있다. 다음과 같이 분류한다.

포화지방산

포화지방산이 들어 있는 식품은 칼로리에서 매일 섭취하는 비율이 10% 이내로 한정되어야 한다.

식물 속의 섬유소

　식물 속에 들어 있는 섬유소는 인간의 소장에서 소화되지 않는다. 점성에 의해 용해되는 것이든(과일과 야채 속의 섬유소) 용해되지 않는 것이든(특히 곡류의 섬유소), 섬유소는 위에 음식물이 머무는 시간을 길게 해준다. 소장에서도 음식물의 이동속도를 늦추고, 소장의 기능을 도와주며, 수분을 유지하게 해준다(대변이 부드러워진다). 또한 대장균의 증식을 도와주며, 변비를 물리치는데 상당한 역할을 한다.

- 섬유질은 포도당의 소화와 흡수를 도와주어 허기를 늦춰준다. 따라서 당뇨병에 매우 좋다.
- 섬유소가 풍부한 식품을 섭취하면, 평상시보다 5 ~ 10% 정도 음식물을 덜 먹게 된다. 때문에 체중 감량에도 도움이 된다.
- 하루 20 ~ 30g의 섬유소를 섭취하면, 콜레스테롤이 제거되어 혈중 콜레스테롤 수치가 줄어든다.
- 소장에서는 섬유소가 유익한 박테리아의 성장과 활동을 자극하고, 독성물질이 생산되지 못하도록 막아준다.
- 섬유소는 발암성 유해산소를 흡수하거나 약화시켜, 점액과의 접촉을 제한한다.

　섬유소의 올바른 섭취를 알아보자. 배에 가스가 차는 것을 방지할 수 있도록 과일과 야채의 섭취량을 조금씩 늘려가고, 입안 음식물에 수분이 공급되도록 미네랄 워터나 다른 음료를 식사중에 충분히 마셔야 한다. 물은 적어도 하루에 1.5 *l* 씩 마셔야 한다.

- 여러 종류의 마가린
- 돼지고기 가공식품 : 햄, 베이컨, 볶은 돼지고기, 소시지
- 기름진 고기 : 활동량이 적은 가축은 기름기가 훨씬 많다!

🌱 **불포화지방산**

불포화지방산(단일 혹은 다중 불포화지방산)은 우리가 섭취하는 음식물 중에서 25%를 차지해야 한다.

- 피토스테롤(phytosterol ; 식물성 스테롤 – 옮긴이)이 8% 함유된 마가린은 LDL 콜레스테롤(Low Density Lipoprotein ; 저밀도 콜레스테롤, 중성지방으로 나쁜 콜레스테롤이라고도 부른다 – 옮긴이)을 10%로 줄여준다.
- 식물성 기름 : 올리브 유, 해바라기 유, 옥수수 유, 포도씨 기름
- 생선 기름

지방은 우리가 먹는 음식물에서 33%를 넘으면 곤란하다. 가능하면 불포화지방산이 함유된 음식물을 선택하는 것이 좋다.

자신의 식성에 따라 먹어라

음식은 무엇보다 즐거움을 줄 수 있어야 하며, 음식이 주는 즐거움은 두 뇌를 조화롭게 하기 위한 첫번째 조건이다.

배에 대한 의사들의 시각을 완전히 바꿔놓은 책,『제2의 뇌 The Second Brain』저자인 미국 컬럼비아 대학의 마이클 거슨 박사는, 우리가 어떤 음식물을 먹었을 때 느끼는 맛에 대하여 입맛과 혐오감, 즉 호감 – 거부의 이중감각을 전달하는 신경전달물질을 규명해냈다. 이것이 바로 수년 전 캠브리지 대학에서 발견한 '도파민'이

다. 그리고 어떤 문화권에서도, 신생아들의 경우 단맛은 먹으려 하지만, 쓴맛은 내뱉는다는 사실도 밝혀졌다!

그럼에도 불구하고, 중세의 지배적인 미각이 신맛이며, 르네상스 시대에는 부드러운 맛(달콤한 맛)이 거의 없었으며, 식사를 특정 순서에 따라 들기 시작한 17세기에 와서야 비로소, 우리는 짠맛과 단맛을 구별하게 되었다는 전문가들의 주장은 정말 기이하기 짝이 없다. 실제로 설탕의 대대적인 마케팅이 시작된 것은 1, 2차 세계대전 후의 일(1950)이다.

또한 태아가 형성된 지 4개월이 지나면 미각을 느끼는 생체기관이 만들어진다는 사실도 밝혀졌다. 마르세유 대학의 저명한 인성학 연구자이자 정신의학자인 보리스 시룰닉(Boris Cyrulnik)은, 임신기간 동안 마늘을 먹는 엄마를 둔 마르세유의 신생아들은 엄마의 젖꼭지에서 나는 마늘 냄새를 좋아하지만, 파리의 신생아들은 그렇지 않다는 점을 입증해냈다.

아이의 식성은 아주 어릴 적부터 교육시켜야 한다. 과거에는 아이가 정상적으로 성장하기만 하면, 늘 같은 음식을 먹여도 괜찮다고 생각했다. 아이가 1만 개 이상의 미각세포를 갖고 있기 때문에 (물론 성년이 되면 절반은 잃어버린다), 아이의 입맛을 개발시키는 것은 상당히 쉬운 일이다. 따라서 아이의 입맛 형성을 위하여 음식물을 골고루 섭취하는 일이 매우 중요하다. 가능하다면 아주 일찍부터 우유나 이유식의 성분을 다양하게 구성해야 한다. 아이가 성인이 되었을 때, 배 건강이 여기에 좌우되기 때문이다.

마찬가지로, 규칙적인 식사를 하는데 매우 중요한 배꼽시계의 리듬(앞에서 살펴본 바 있다)이 형성되는 시기도 바로 이 신생아 시절이기 때문이다.

아이들이 쉽게 단 것을 먹도록 허락하는 부모의 무절제(특히 패스트푸드와 토마토케첩, 버터와 탄산수의 나라 미국의 경우)는 절망적인 상황을 초래한다. 프랑스의 경우 비만아동의 수가 10년 만에 2배로 늘어났으며, 계속 증가 추세에 있다.

배의 건강과 두 뇌의 조화가 형성되는 시기가 바로 어린 시절이라는 점은 아무리 강조해도 지나치지 않다. 또한 성인의 체중과 다는, 당뇨병과 고혈압의 발병 요인(당뇨병의 경우 직접적인 원인이 될 수도 있다)이 될 수도 있다는 점을 지적하고 싶다.

최근 프랑스 국립보건의학연구소에서 매우 고맙게도 '예방 차원의 영양 섭취'에 대한 얘기가 나왔다. 음식물을 잘 선택해 영양분을 고루 섭취하여 배가 건강하고 두 뇌가 완벽하게 조화를 이루면, 순환계 질환이나 암, 골다공증을 비롯한 상당수 질병의 발병률을 낮출 수 있다는 것은 이제 증명된 사실이다.

세르주 레이노(Serge Reynaud) 교수는, 포화지방산을 줄이고 리놀렌산을 높이는 식이요법(일명 크레투아 다이어트)이 각종 질병을 예방하는 효과가 크다고 발표했다.

따라서 음식물 선택에 대한 나의 첫번째 조언은, 자신의 입맛대로 먹으라는 것이다. 주저하지 말고 당신이 좋아하는 음식을 선택하라. 제1뇌와 제2뇌의 접속을 맡고 있는 당신의 오감에게 선택권을 주는 것이다.

이미 입증된 바와 같이, 식욕은 조화를 이룬 두 뇌에 의해 직접 만들어지고, 여러 개의 신경전달물질에 의해 활성화된다. 단 것이나 짠 것, 과일, 초콜릿, 고기 등이 당기는 구미는 거의 모든 경우, 특정한 영양분(비타민, 지방, 단백질 등)을 필요로 하는 우리 몸의 요구일 뿐이다.

신체는 우리 몸에 필요한 것을 원하게 되어 있다. 그야말로 이점이 두 뇌가 하모니를 이루어서 나타내는 결과(또한 조화를 이루어야 하는 필요성)를 보여주는 명쾌한 예이다. 이러한 맥락에서 나는 담배나 알코올 같은 자극성 물질의 끔찍한 폐해를 다시 한번 더 강조하고자 한다.

이런 물질은 두 뇌의 올바른 커뮤니케이션을 방해하고, 음식물에 대한 신체의 욕구를 변질시키며, 비타민을 파괴한다. 때로는 체내에 심각한 혼란을 야기하며, 과체중 내지는 지나치게 마른 체격을 만든다. 바로 이런 이유로 알코올과 담배를 금하고, 식사중 적절한 양의 포도주를 마시라는 것이다.

올바른 식습관과 몇몇 특별한 영양분이 갖고 있는 질병 예방의 효과를 입증한 한 연구자는, 200명의 환자를 대상으로 12년 동안 실험하였다. 그 결과 소량의 포도주를 규칙적으로 마실 경우, 심장병 등 순환계 질환에 대한 방어력이 만들어진다는 것을 밝혀냈다. 포도주를 마시지 않은 환자 그룹에서는 12년 동안 22건의 심장질환이 발생한데 비해, 적절한 양의 포도주를 계속 마신 환자 그룹에서는 12건밖에 발생하지 않은 것이다.

왜 자극적인 음식이 나쁜가?

프랑스 국립보건의학연구소의 한 연구팀은 알코올과 커피, 차와 담배가 여러 신진대사에 미치는 영향에 대하여 연구했다. 그 내용을 한번 보자. 이 흥미로운 연구 가운데, 어떠한 경우에도 성립되는 뇌와 배의 복잡한 관계에 대한 정의가 특히 나의 시선을 끌었다. 신경전달물질의 작용을 연구함으로써, 이들이 '쌍방향성'을 지니고 있다는 점을 밝혀냈다.

예를 들어 알코올의 경우, 이것이 뇌에서 배로 작용할 뿐만 아니라, 배에서 제1뇌로도 작용한다는 의미이다.

또한 이들은 지나친 음주로 발생하는 질환 역시 두 뇌에 의해 만들어진 신경전달물질을 통해 순환하며, 이러한 과음의 결과가 두 뇌에 똑같이 나타난다는 점을 입증했다. 설탕을 과용하거나, 커피, 차 등의 과음, 발암물질이 들어 있는 담배연기에 시달리는 경우에도 마찬가지이다.

이 실험 결과는 만연되어 있는 각종 기호식품의 지나친 과용을 경계해준다. 또 두 뇌의 상호의존성을 강조하여 우리가 배를 건강하게 관리하는 것이 얼마나 중요한지 알려주고 있다.

영양가는 높게, 종류는 다양하게

음식물은 당신의 입맛에 따라 선택할 수 있지만, 종류가 다양해야 한다. 여기에 비타민과 미네랄, 각종 미량원소가 풍부하게 들어있고, 신선한 식품을 선택해야 한다. 중요한 것 하나! 절대, 금하는 음식이 없어야 한다.

다른 책에서 차, 커피, 꿀, 잼을 적당히 먹으라고 얘기했다. 반복하여 말하지만, 나는 절대로 어떤 음식도 완전히 금하라고 하지 않았다. 다만 몇몇 기능 장애나 질환의 경우에, 배 건강이 회복될 때까지의 몇몇 음식물을 피하라는 것일 뿐이다.

건강상태가 좋아진 배는 모든 종류의 음식물을 잘 흡수하고 배설해낸다. 장내 박테리아들이 갖가지 저해 요소에 맞서 싸울 수 있으며, 심지어 자극적인 알코올과 담배의 과용까지 극복해낼 수 있다(로젤 연구소의 연구 결과이다). 물론 습관화되지 않는 범위 내에서 말이다. 그러므로 가끔 어떤 음식물을 지나치게 많이 섭취해도 건강을 해치지는 않는다. 오히려 그렇게 함으로써 즐거웠다면, 그것이 두 뇌를 조화롭게 만드는데 일조한 것이다.

자, 이제 복식호흡을 배우고 규칙적으로, 천천히 음식을 먹게 됨으로써, 부분적으로 불협화음 상태에 있던 우리의 두 뇌는 다시 밀접한 관계를 이루게 되었다. 지금부터 우리가 먹고 싶은 음식을 찾아내면 된다. 가능한 최고의 영양분을 얻을 수 있도록 신선한 재료를 고르고, 음식물의 위생상태에도 주의를 기울이자.

식품의 위생적 관리는 점점 나아지고 있다. 그러나 박테리아, 곰팡이, 독소처럼 병을 유발하는 물질 때문에 여전히 음식물이 오염되거나 변질되고, 채소와 과일에 살충제가 묻어 있는 경우가 빈번한 만큼 경계를 늦추어선 안 된다. 유전자 변형 식품도 마찬가지로 유의해야 한다.

음식물을 익히는 정도도 매우 중요하다. 지나치게 푹 익히면 비타민과 칼로리가 파괴될 수 있다.

- 가능하다면 바비큐는 피한다. 고기, 생선, 감자 등의 탄 부위는 건강한 세포를 죽이는 발암성 유리기(자유 라디칼 또는 활성산소 또는 유해산소 - 옮긴이)의 근원으로 암의 원인이 될 수 있으며, 노화를 가속화시킨다.
- 음식물을 튀길 때에는 맑은 기름을 사용한다. 쓰던 기름을 다시 사용한다면 걸러서 쓰도록 한다.
- 익힌 지방이나 구운 버터는 쓸개와 이자에 이상을 일으킬 수 있으니 피한다.
- 조리한 지 오래된 음식물이 산화되는 것(특히 날 음식, 과일이나 야채 샐러드, 과즙과 야채즙)을 유의한다.
- 껍질을 벗겼거나, 강판에 갈았거나, 칼로 자른 음식물은 조리

한 지 15분 이내에 먹도록 한다.

유해산소와 항산화제

세포를 비정상적으로 변형시키는 일에 유해산소가 어떤 역할을 하는지 이미 40년 전에 밝혀졌다. 과학자들은 끊임없이 유해산소의 부정적인 역할을 새롭게 밝혀내었다.

유해산소는 모든 체내 세포를 산화시키고 무뎌지게 만든다. 세포는 여느 다른 분자와 마찬가지로, 하나의 핵과 주변의 전자로 이루어진 원자로 구성된 분자 내지는 분자의 조각들이다.

보통의 경우 전자는 짝수를 이루는 경향이 있는데, 유해산소의 전자의 수는 홀수이다. 따라서 짝을 이루지 못한 전자 하나가 남게 된다. 이처럼 짝이 없는 홀전자들이 불안정하기 때문에 자신의 짝을 찾으려 든다. 그 결과 이 홀전자들이 세포의 정상적인 분자들을 파괴할 수밖에 없는데, 이로써 유해산소는 공격적인 화학성분을 지닌 유해산소로 변모한다.

이러한 과정이 산화환원반응이다. 다시 말해 산화반응은 전자를 잃는 것이고, 환원반응은 전자를 얻는 반응이다.

유해산소는 수많은 질병의 원인이 된다. 유해산소는 1초에도 훨씬 못 미치는 짧은 수명이지만 극도로 위험하다. 영국의 생화학자 홀웰(Hallwell)에 의하면, 우리 몸은 매년 2kg의 유해산소를 만들어낸다. 들숨의 산소 가운데 5%가 유해산소로 변형되는 까닭에, 호흡을 통해 몸속으로 유해산소가 들어온다고 볼 수 있다.

그러나 우리는 실제로 오염된 대기, 태양의 자외선에서 오는 우주의 방사선, 각종 오염물질, 먹거나 들이마신 독소(제대로 보관하지 않아 산화되거나 변형된 음식물 등), 흡연 등으로 훨씬 더 많은 유해산소를 흡수하고 있다.

우리의 세포는 하루에도 수백 차례 유해산소의 공격을 받는다. 다행스럽게도 우리 신체는 항산화제라는 방어물질을 보유하고 있어, 이러한 공격에 맞서고 있다.

항산화제는 세포의 구성물 중 세포막과 세포질에 존재하는 효소이다. GPX 효소(유해산소 제거 효소 혹은 항산화 효소)나 SOD 효소(유해산소 제거 효소)로 불리는 이 효소들에는 셀레늄과 구리, 아연, 망간, 비타민 E·C, 베타카로틴 등이 들어 있다. 이 효소는 유해산소에 의해 문제가 발생하는 것을 막거나, 일어난 문제를 복구하는 역할을 담당한다.

주요 항산화제는, 비타민 A(베타카로틴)·C·E, 셀레늄, 철, 아연과 같은 미량원소, 플라보노이드, 카로테노이드, 안토시아닌, 타닌 등이다. 최근 연구된 바에 의하면, 우리 몸의 방어체계는 지속적으로 유해산소에 맞설 수 있는 상태로 몸을 유지시켜준다고 하지만, 안타깝게도 늘 그런 것만은 아니다.

스트레스, 피로, 과로한 상태, 두 뇌의 조화가 차단된 상태, 혹은 나이가 들어감에 따라(여성의 폐경기, 남성의 갱년기 이후) 우리 몸에

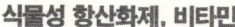
식물성 항산화제, 비타민

비타민 A

비타민 A는 신체의 산화와 노화, 감염의 위험에 맞서 싸운다. 피부, 머리카락, 손발톱의 재생 작업에 참여하며, 뼈, 잇몸, 치아 건강에 필수적이다. 또한 소화기와 호흡기의 세포벽 같은 신체내 점막을 보호해주며, 순환계 질환의 발병을 줄여주는 효과도 있다.

우리 몸은 과일, 녹색 채소, 적황색 채소 속에 들어 있는 베타카로틴을 프로비타민 A나 비타민 A으로 변환시킨다.

녹색 채소 시금치, 껍질 완두콩, 브로콜리, 완두콩, 양배추, 호박, 상추, 민들레 ……

향채 파슬리, 고수(미나리 종류), 파, 바질, 허브 ……

적황색 채소 고추, 당근, 늙은 호박, 토마토, 감자, 대두, 양파, 염교(작고 길쭉한 양파), 마늘 ……

과일 복숭아, 망고, 살구, 멜론, 수박, 바나나

비타민 B_1, B_5, B_6

피부를 보호해준다. 신경계에 필수적인 성분으로 스트레스, 우울증, 불면증에 맞서 싸울 수 있는 에너지를 준다. 탄수화물의 흡수와 지방의 칼로리 변환을 도와준다. 비타민 C는 비타민 B군을 보호해준다. 또한 마그네슘을 비타민 B와 함께 섭취하면 좋다.

말린 채소

곡류 맥주의 효모, 밀의 싹

비타민 C

피부의 재생을 활성화한다. 피부와 뼈, 치아에 필수적인 비타민이다. 감염 방지 및 항바이러스 효과를 갖고 있어 면역 시스템을 강화해주고 장수를 도와준다. 특히 유해산소의 연쇄반응을 차단하는데 주요

한 항산화제이다. 비타민 C의 작용은 비타민 E와 베타카로틴이 있으면 더욱 활성화된다.

과일 오렌지, 레몬, 왕귤, 밀감, 키위, 바나나, 포도, 딸기, 산딸기, 감, 버찌, 서양 까치밥, 월귤, 사과, 배 ……

채소 토마토, 라디스, 당근, 브로콜리, 크레송(잎이 매운 샐러드용 야채. 일명 물냉이 – 옮긴이), 양배추, 고추, 모든 샐러드용 채소……

향채

비타민 E

세포막을 만들고 보호하는데 필수적인 비타민으로 노화를 방지해준다. 순환계 질환을 예방하고, 면역 시스템을 강화해준다. 비타민 C와 함께 섭취하면 좋고, 비타민 A(베타 카로틴)를 보호해준다.

식물성 기름 올리브 유, 해바라기 유, 엿기름(맥아), 땅콩기름, 콩기름

채소와 과일

견과류 호두, 개암, 아몬드, 땅콩 ……

는 항산화제가 부족해진다. 이로써 유해산소가 활개를 칠 수 있는 환경이 만들어지는 것이다. 면역체계가 약화되어 각종 질환을 일으키고, 노화를 가속화시킬 수 있다.

모든 항산화제는 순환계 질환, 세균성 질환, 종양성 질환, 노화에 맞서 싸우는 신체의 움직임에 참여한다.

프랑스 국립보건의학연구소의 「비타민과 미네랄을 통한 항산화제 보충」이라는 연구는 과일과 야채가 주요한 항산화제원이라는 점을 잘 보여준다.

항산화제, 미네랄

견과류는 노화를 방지해주고 순환계와 면역체계를 강화해준다.

셀레늄
셀레늄은 비타민 A, C, E와 함께 작용한다.
곡류 밀의 싹, 맥주의 효모……
채소 브로콜리, 마늘, 양파, 양배추……
견과류 호두, 개암, 아몬드……

아연
수많은 효소를 만들어내는 일과 소화의 신진대사에 필수적인 성분이다. 기분에 영향을 미치며 생식샘을 자극한다. 피부의 상처를 빨리 아물게 해주고, 여드름에도 효과가 있다. 비타민 A와 B의 작용을 상승시켜준다.
채소 강낭콩, 누에콩, 완두콩, 양배추, 크레송, 브로콜리, 시금치, 당근, 무우류, 양파, 염교, 마늘……
곡류 맥주의 효모, 밀의 싹, 잡곡빵
해조류 생선, 해산물
고기류 쇠고기, 돼지고기, 닭고기

주의할 점
항산화제 식품은 빛, 열, 습기에 주의해야 한다. 지나치게 오래 익히거나 너무 많은 양의 물에서 익히게 되면 항산화 물질이 사라지기 때문이다. 과일이나 채소의 껍질을 벗기면 10분 이내에 산화된다. 따라서 빨리 먹어야 한다. 생야채, 과일 샐러드, 주스, 야채즙 등은 미리 준비해놓지 않는다. 담배와 술도 항산화제를 파괴한다.

항산화제를 비타민이나 그밖의 약물 형태로 섭취하게 되면, 자연식품에 들어 있는 항산화제보다 훨씬 많은 양을 체내에 받아들이게 되어, 오히려 건강을 해치는 결과를 불러올 수 있다.

따라서 다음의 표에 따라 자연산 비타민을 섭취할 수 있는 음식물을 선택하기 바란다.

배와 머리를 연결하는 최고의 아침 식단

요리를 아주 잘하는 나의 아내 플로랑스와 함께, 배 건강을 위한 아침식사를 세 종류로 정리해보았다.

- 독소를 제거해주는 항산화성 아침식사
- 노폐물을 제거해주는 가벼운 아침식사
- 에너지를 주는 아침식사

현재 당신이 겪고 있는 문제, 열량의 필요성, 신체적·정신적 건강상태에 따라 어떤 유형이든 선택할 수 있다.

1. 독소를 제거해주는 항산화성 아침식사
- 평온한 분위기 속에 앉아서 들되, 언제나 든든한 음식물을 먼저 먹는다.

- 든든한 음식

  반숙 달걀, 또는 햄 한 조각, 또는 닭이나 오리의 살코기 한 조각, 또는 단단한 치즈 한 조각(사부아 지방의 보포르 치즈나 프랑슈 콩테 지방의 치즈), 또는 염소치즈 한 조각, 또는 플레인 요구르트, 밀기울빵이나 잡곡빵이나 시골빵 한두 조각, 또는 밥 한 그릇, 또는 국수 한 그릇

- 신선한 버터
- 신선한 향채 : 파, 파슬리, 바질, 고수……
- 알칼리성 제철 과일 1개 : 사과, 바나나, 복숭아……
- 말린 과일(2 ~ 3개 정도) : 대추야자, 무화과, 아몬드, 건포도, 말린 자두
- 차 1잔 : 백리향 1/3 · 로즈마리 1/3 · 샐비어 1/3 차, 또는 마편초나 보리수꽃이나 치커리 차 1잔

🌿 당신이 앓고 있는 질환이 완전히 사라질 때까지 다음의 음식물은 반드시 피하도록 한다.

- 단 것 : 꿀, 잼, 초콜릿
- 비엔나 풍의 빵 : 크루아상, 브리오슈, 초콜릿빵, 케이크, 비스킷……
- 흰색 빵, 식빵
- 모든 종류의 구운 빵

- 시리얼 제품
- 유제품 : 우유, 흰색 치즈, 달콤한 요구르트
- 자극제 : 커피, 차, 우유 섞은 커피나 차, 코코아……
- 박하차
- 과일 주스(생과일 주스 포함)
- 미리 준비한 과일 샐러드
- 튀긴 요리 : 달걀 프라이, 감자튀김……
- 돼지고기 가공식품 : 햄, 소시지, 베이컨……

🌿 배 건강을 향상시키고 관절 및 인대의 통증(건염, 신경염, 등 통증, 목과 어깨 통증, 복통, 요통, 좌골신경통)을 치료하는 효과
🌿 류머티즘을 예방하고 치료하는 효과
🌿 신경계를 진정시키고 신경과민이나 예민한 감수성, 정서불안증을 가라앉히는 효과

증상이 완전히 없어질 때까지 항산화성 아침식사를 계속 드는 것이 좋다. 만약 만성질환을 앓고 있다면, 몇주에서 몇달 혹은 평생 동안 당신의 아침 메뉴로 삼아도 좋다.

2. 노폐물을 제거해주는 가벼운 아침식사
🌿 평온한 분위기 속에 앉아서 들되, 언제나 든든한 음식물을 먼

저 먹는다.
- 든든한 음식

  반숙 달걀, 또는 염소치즈 한 조각, 또는 지방 20% 함유된 프로마주 블렁(하얀 치즈란 뜻으로 플레인 요구르트와 비슷한 형태의 유제품 - 옮긴이), 또는 플레인 요구르트 1개
- 신선한 버터를 바른 밀기울빵이나 잡곡빵, 혹은 시골빵 한 두 조각
- 신선한 향채 : 파, 파슬리, 바질, 고수……
- 신선한 제철 과일 1개 : 오렌지, 밀감, 왕귤, 사과, 복숭아(껍질 없이), 망고, 키위……, 또는 생과일 주스 1잔(오렌지 1/3, 왕귤 1/3, 레몬 1/3)
- 연한 차나 커피 1잔, 또는 우유를 넣은 차나 커피 1잔(우유를 마셔도 괜찮다면), 또는 치커리 차 1잔

🌿 당신이 앓고 있는 질환이 완전히 사라질 때까지 다음의 음식물은 피하도록 한다.
- 단 것 : 꿀, 잼, 초콜릿
- 비엔나 풍의 빵 : 크루아상, 브리오슈, 초콜릿빵, 아몬드빵, 케이크, 비스킷……
- 흰색 빵, 식빵
- 유제품 : 코코아, 달콤한 꿀을 넣은 플레인 요구르트, 잼, 과

일, 초콜릿, 캐러멜……
- 캔에 든 과일 주스나 설탕을 첨가한 과일 주스
- 튀긴 요리 : 달걀 프라이, 감자튀김……
- 모차렐라 치즈처럼 녹인 치즈
- 돼지고기 가공식품 : 햄, 소시지, 베이컨……

🌿 배 건강을 되찾고, 자율신경 시스템을 이완시키며, 체중을 줄이고, 피로를 쫓아주며, 당뇨병을 이겨내고, 나쁜 콜레스테롤을 몰아내어 순환계 질환을 예방하는 효과

건강에 좋은 정상체중을 되찾으려면, 몇주에서 몇달 동안 가벼운 아침식사를 계속하도록 한다.

이 식사법은 음식이나 음료수를 즐겨 먹는 사람에게 적합한 식사이다. 아침에 일어나면 속이 더부룩하여, 이것을 고치고자 하는 사람들에게 특히 좋은 식사이다.

3. 에너지를 주는 아침식사

🌿 평온한 분위기 속에 앉아서 들되, 언제나 든든한 음식물을 먼저 먹는다.
- 든든한 음식
  반숙 달걀 한두 개, 또는 향신용 야채(파슬리, 세르피유, 에스

트라공 등을 함께 다진 것)를 넣은 오믈렛, 또는 베이컨을 곁들인 반숙 계란 프라이, 또는 가금류 고기 한 조각, 또는 햄 한 조각, 또는 치즈 한 조각, 또는 생선 한 마리(연어, 청어, 멸치)……

- 유제품 : 우유, 프로마주 블렁, 플레인 요구르트……
- 밀기울빵이나 잡곡류가 든 빵, 혹은 시골빵 한두 조각, 또는 밥 한 그릇이나 국수 한 그릇, 또는 시리얼(오트밀 플레이크나 콘 플레이크)
- 신선한 버터
- 신선한 향채 : 파, 파슬리, 바질, 고수……
- 신선한 제철 과일 1개 : 바나나, 사과, 배, 복숭아, 왕귤, 오렌지, 망고, 키위, 또는 생과일 주스 한 잔
- 말린 과일(2 ~ 3개) : 대추야자, 무화과, 아몬드, 개암, 호두, 자두……
- 꿀이나 집에서 만든 잼
- 우유를 넣거나 넣지 않은 차, 커피, 치커리 차 1잔

🌿 당신이 앓고 있는 질환이 완전히 사라질 때까지 다음의 음식물은 피하도록 한다.

- 비엔나 풍의 빵, 비스킷……
- 흰색 빵, 식빵

- 소금이나 꿀, 캐러멜이 첨가된 말린 과일(특히 살구는 소화하기가 힘들다)
- 미리 준비한 과일 샐러드

🌿 건강을 유지하고 스트레스, 피로감, 의기소침, 정서불안증, 과민성을 진정시키는 효과
🌿 수술이나 병을 앓고 난 뒤 몸을 보양해준다거나, 지나치게 말라 체중을 늘리고자 할 때
🌿 운동이나 지속적인 지적 활동을 준비할 때
🌿 중추신경계를 진정시켜주고 두 뇌를 조화롭게 해주는 효과

에너지를 주는 아침식사는 비타민과 미량원소, 미네랄을 충분히 공급하여 인체의 면역 시스템을 강화시켜준다.

이 식사법은 '독소를 제거해주는 항산화성 아침식사'나 '노폐물을 제거해주는 가벼운 아침식사'를 지속적으로 실천해, 기능 장애가 치유되고 배 건강이 회복되었을 때 실시하면 이상적이다.

스스로 즐기는 운동

내 환자 중에 이름을 말하면 누구든지 쉽게 알 만한 인기가 높고 재능이 많은 영화배우가 있었다.

그는 오랫동안 극심한 피로감에 시달렸으며, 밤잠을 제대로 자지 못하고 두통과 위통으로 몹시 힘들어했다. 주치의는 세밀한 검사와 몇 가지 분석을 해본 뒤 "건강에는 아무 이상이 없다"고 말했다. 결국 그는 나를 찾아왔고, 부인을 비롯하여 어느 누구도 자신의 문제에 관심을 가져주지 않는다며 불만을 토로했다.

나는 금세 그의 상태를 짐작할 수 있었다. 그는 두 편의 영화를 동시에 촬영하면서, 틈나는 대로 연극공연을 했다. 불규칙한 식사를 할 수밖에 없었고, 엄청난 흡연과 음주, 잠을 쫓기 위해 마시는 커피처럼 자극적인 음료 등, 유명세의 대가를 똑똑히 치르고 있었다. 그러나 이미 삶의 일부가 되어버린 그의 습관을 바꾸라고 하는 것은 부질없는 일이었다. 그에게 전혀 다른 사람이 되라고 권하는 것이나 마찬가지이니까.

단단하고 긴장되어 있는 배는 그의 두 뇌가 완전히 단절되어 있음을 여실히 보여주고 있었다. 나는 여러 종류의 배 마사지를 해주었고, 그는 흡족해 했다. 몇 차례 진료가 더 진행된 후, 그는 예전에 비해 잠을 잘 자게 되었다고 말했다. 그리고 이렇게 말했다.

"배 마사지와 잠이 무슨 관계가 있는지 모르겠군요."

나는 그에게 연극무대에서든 촬영중이든 시간이 날 때마다 나의 복식호흡법을 실시하도록 제안했다. 그에게 복식호흡은 직업적으로 매우 친숙한 것이었다. 또한 나는 아침에 잠자리에서 일어나면 할 수 있는 간단한 몇 가지 체조도 가르쳐주었다. 무엇보다 일주일에 한번만이라도 몸의 긴장을 풀어줄 수 있는 운동을 반드시 지속적으로 해야 한다고 조언했다.

지금까지 그는 비슷한 연령대인 40~60세의 수많은 남녀들처럼 기분에 따라 여러 가지 운동(자전거, 테니스, 수영, 아마추어 축구 등)을 해보았으나, 일상생활이 바쁘다며 그만두고, 잘한다 싶으면 그만두는 식이었다.

나의 진단을 받고 나서, 그는 일요일 아침마다 자전거 타기로 한두 시간 정도 산책을 다녔다. 그후 몇 차례 더 진료를 받은 다음, 그는 몸상태가 정말 좋아졌음을 느낀다고 말했다.

"당신의 배와 전체적인 건강상태를 보니, 나도 알만 하군요." 하고 나는 대답했다.

이후로 일요일 아침의 자전거 산책은 그의 습관이 되었다. 일주일에 한번 이상 페달을 밟는다 해도 더 이상 힘들어하지 않았다. 함께 치료를 받던 그의 부인 역시 남편이 하는 대로 따라했더니, 잠이 잘 오고 소화가 잘 된다고 말했다.

"다리를 움직이면서 숨도 제대로 쉬고, 정말 머리까지 개운해진 느낌이에요!"

우리의 두 뇌가 연결되어 있는 관계를 어떻게 하면 제대로 설명할 수 있을까? '지구력을 요하는 운동'을 적절하게 하면, 두 뇌를 연결하는 미주신경을 통해 제1뇌와 배의 조화가 복구되어 견고해지고, 그 결과 몸 전체의 상태가 좋아진다.

'지구력을 요하는 운동'이란, 과도하게 힘을 들여 심장박동이 급격히 빨라지게 하지 않고, 일정한 리듬을 유지하면서 최소한 45분 동안 실시할 수 있는 운동을 말한다.

나는 적당한 지구력 운동으로 만성피로나 체중 증가, 등 통증, 불면증, 성 무기력증 등의 기능 질환을 극복해내는 경우를 수없이 보아왔다. 이는 그다지 놀랄 일이 아니다. 즐겁게 할 수 있는 운동을 하면, 금세 혈액에 산소의 공급이 원활해져서 각종 독소들에 대한 저항력이 강해진다. 호흡계도 순환계와 같이 강화된다. 수면이 편안해지는 것은 물론, 뼈와 근육도 마사지된다.

운동을 함으로써 환자들은 젊음을 되찾는다. 젊어졌다는 말을 서슴지 않고 사용하는 까닭은, 꾸준하게 운동한 환자들을 보면, 몸매가 다듬어지고 피부의 혈색이 좋아짐을 느끼기 때문이다. 젊은 환자의 경우 여드름이나 알레르기도 사라진다.

또한 제1뇌에 미치는 효과로서, 운동은 우리가 흔히 말하는 기분에도 좋은 영향을 미친다. 운동을 함으로써 불안증이나 수줍음이 사라지고(자신감을 되찾는다), 특히 만성피로가 없어진다.

한번은 부모의 손에 이끌려 진료를 받으러 온 학생이 있었다. 만 18세의 똑똑한 대학생으로, 하루에 6~8시간을 컴퓨터 앞에 앉아 공부하는데, 체중이 계속 불어나고 수면제 없이는 잠을 이루지 못한다고 했다. 경련이 있는 그의 배를 진단하는 동안, 나는 학업에 짓눌려 그가 즐겨 타던 인라인스케이트를 2년 전부터 아예 타지 않았다는 사실을 알게 되었다.

    나는 그에게 아침 일찍, 최소한 일주일에 3번씩 인라인스케이트를 다시 타라고 권유했다. 그는 나의 조언을 따랐고, 2개월 만에 체중이 6kg 줄었다. 또한 수면제 없이도 잠을 잘 자게 되었다. 이제 두 뇌가 다시 조화를 이루어 원래의 건강을 되찾은 것이다.

운동의 효과가 가장 빨리, 가장 직접적으로 미치는 곳은 바로 배이다. 때문에 변비, 더부룩함, 생리통 등 배에 관련된 그 어떤 기능 장애도 규칙적으로 하는 지구력 운동에는 저항하지 못한다. 이러한 운동과 더불어 복식호흡이나 식생활에 대한 나의 지도를 따른다면 더 큰 효과를 볼 수 있을 것이다. 지구력 운동을 정기적으로 적당하게 해주면 중병에 걸릴 위험도 줄어든다.

앞서 말한 환자의 경우, 그는 자신만의 운동으로 자전거를 선택했다. 그에게 있어 자전거는 프랑스 남부에서 보낸 어린 시절의 산보를 상기시킨다. 때문에 그는 자전거를 탐으로써 유쾌한 어린 시절의 추억을 되살릴 수 있었다. 게다가 부인과 함께 타니, 더욱 즐거운 마음으로 운동을 할 수 있었다.

지구력 운동이란 무엇인가?

지구력 운동은 크게 힘들이지 않고, 심장박동이 급작스럽게 빨라지는 일 없이, 일정한 리듬을 유지하면서, 최소한 45분 동안 실시하는 운동이다. 두 뇌의 조화를 중심으로 한 나의 치료법에서 지구력 운동은 매우 중요한 역할을 한다.

운동은 엔돌핀(즐거움 또는 행복 호르몬)을 돌게 하고 동맥압을 정상화시키며, 순환계를 강화하고 중추신경계(제 1 뇌)를 이완시키며, 신경과민이나 불안증, 수줍음을 없애준다. 또한 신체의 면역력을 강화시킨다. 당뇨병이 치료되는 과정에서도 볼 수 있듯이, 운동은 나쁜 콜레스테롤의 수치와 과체중을 줄여준다.

운동을 시작하기 전에는 언제나 5 ~ 6분 정도 온몸이 데워지도록 부드럽게 몸을 풀어주는 동작을 잊지 말자. 운동을 마친 후에도 근육, 관절에 통증과 산성이 침전되는 것을 방지할 수 있도록 똑같이 몸을 풀어준다.

숨이 가쁜 느낌이나 피로감, 근육통 없이 규칙적으로 45분 동안 운동할 수 있게 되면, 가끔씩 잠깐 동안 운동의 수위를 높일 수도 있다. 예를 들어 20분 정도 가벼운 산책을 하고, 2 ~ 3분 정도 빨리 달리기를 했다가, 다시 빠른 산책을 하는 것이다.

수영이나 자전거의 경우도 마찬가지이다. 1회 운동을 실시할 때마다 호흡을 조절하면서, 3 ~ 5차례 속도를 빠르게 하는 것이다. 이렇게 속도를 늦추었다 빠르게 했다를 반복하면, 운동 효과를 배가시킬 수 있다.

걷기, 자전거 타기, 수영은 비슷한 효과를 주는 지구력 운동이다. 한편, 조깅할 때에는 유의할 점이 있다. 충분한 준비운동 없이 처음부터 빠르게 달리는 식으로 조깅을 하면, 대부분 심장과 관절에 무리를 줄 수 있고, 배의 모든 기능 장애를 가속화시킨다. 이런 식으로 계속하면 효과를 얻기보다 문제를 가중시키고, 피로감을 더욱 증가시켜, 나이보다 늙어보이게 된다.

달리기의 효과를 보기 위해서는 심장박동과 배의 건강이 아주 중요하다. 이제 운동을 실시하기에 앞서, 심장과 배를 어떻게 조절해야 하는지에 대해 설명할 것이다(131쪽 이하 두 뇌의 자가 마사지 부분 참조). 뒤에서 얘기하겠지만 달리기는 아주 점진적으로, 신중히 실천해야 하는 운동이다.

수영이나 테니스를 매우 효과적인 운동이다. 특히 테니스를 말하자면, 누가 재빨리 날아오는 공을 향해 달리라고 강요하는 것이 아닌 만큼, 운동의 리듬이나 강도를 우리 스스로 조절할 수 있어야 한다는 점을 강조하고 싶다. 상대방과 하는 운동이니 중간중간 휴식을 취할 수도 있지만, 공을 따라 재빠르게 움직여야 하는 운동인 만큼 각별히 유의해야 한다. 그러니 50대가 넘어선 경우라면 심장과 배의 상태를 반드시 체크하기 바란다.

배의 상태가 건강하지 못하고 두 뇌가 단절되어 집중력을 잃은 경우라면, 제아무리 뛰어난 운동선수라 해도 버텨내지 못한다. 권투에서 우승을 눈앞에 두고 별안간 링 위에 쓰러지는 선수들만 보더라도 알 수 있다.

문제는 이들의 배이다. 순식간에 배의 에너지가 빠져나가면서,

집중력을 잃게 되고, 결국 제1뇌와 연결고리가 끊어지는 것이다. 운동선수들의 약물 복용과 같은 서글픈 사건도 배 건강을 무시한 데서 비롯된다고 볼 수 있다.

운동선수들의 바람직한 배 관리

뛰어난 선수를 포함하여 수많은 운동선수들이 배의 관리를 등한시한다. 훈련과정에서 배 관리를 우선순위에 두면, 경기의 성과를 향상시키고 근육이 틀어지는 사고나 집중력 저하, 혹은 갑작스런 실신 등을 방지해주어, 결국 더 오랜 선수생활을 보장해줄 텐데 말이다. 그러면 숱한 약물 사용도 피할 수 있을 것이다.

운동선수들이 식생활에서 범하고 있는 중요한 실수 가운데 몇 가지를 지적해보겠다.

- 경기가 있을 때나 없을 때나 같은 열량의 식사를 하기 때문에 운동하지 않으면 체중이 늘어난다.
- 불완전한 영양 공급은 근육 관련 장애의 위험을 증가시킨다.
- 젊은 선수들은 단순 단백질(초코바, 과자류 등)이나 치즈, 튀긴 요리를 지나치게 많이 먹는다.
- 대체로 수분 공급이 충분하지 않다.
- 집중훈련을 하는 동안에는 복합 단백질(감자 등 전분질 야채, 쌀, 국수류) 및 항산화작용의 효과가 있는 과일과 채소(비타민

B, C, E 등)를 곁들인 식사를 매일 4～5회 정도 먹을 것을 권유한다.
- 단백질 식품을 충분히 섭취한다(가금류, 고기, 생선, 흰색 살코기, 유제품).
- 불포화지방산을 섭취한다(올리브 유, 참기름 등).

어떤 운동을 선택할 것인가

해답은 간단하다. 당신이 가장 하고 싶은 운동, 당신을 가장 즐겁게 해주는 운동을 선택하는 것이다.

규칙적으로, 적절하게, 계획성 있는 모든 지구력 운동은, 우리의 주요한 목적인 배 건강에 유익한 결과를 가져다준다. 운동과정에서 배는 자연스럽게 마사지되어 기능이 활성화된다. 따라서 제1 뇌와의 접속이 수월해지는 것이다. 또한 이완 효과도 있어 두 뇌에 이중으로 효과를 준다.

먼저 새로운 운동을 시작하기에 쾌적한 공간을 선택해야 하는데, 나는 우리의 모든 감각이 자극될 수 있는 야외를 권장한다. 단, 시끄럽거나 지저분한 공간은 피하기 바란다. 나는 운동할 장소에 상당히 중요성을 부여한다. 시작단계에서부터 긴밀하게 공조해줄 제1 뇌에 쾌적한 상황이 만들어져야 하기 때문이다. 도시에 산다고 해도 집 근처, 소란스럽지 않으면서 나무가 있는 운동공간을 얼마든지 찾을 수 있을 것이다.

이 책을 쓰는 동안, 나는 미국의 명문 중의 하나인 듀크 대학교에서 보고서를 받아보았다. 그것은 2001년 우울증에 걸린 30세 이하의 환자 30여 명에 대한 연구 결과였다. 이들 중 상태가 좋아진 환자 대부분은 체조를 하든, 산책을 하든, 자전거를 타든 매일 20분씩 규칙적으로 가벼운 운동을 하고 있었다.

듀크 의대 교수들의 결론은 명백했다. 이러한 운동이 항우울제와 같은 효과를 나타낸다는 것이었다. 나는 분명히 알 수 있었다. 어긋나 있던 두 뇌가 운동을 통해 조화를 되찾은 것이다. 이 보고서는 젊은 시절에 보았던 슬로건을 떠올리게 했다.

"운동이 건강이다! 운동은 최고의 약이다!"

즐거운 운동을 위한 십계명

1. 운동을 한번도 해본 적이 없거나 중단한 지 1년 이상 되었다면, 조금씩 천천히 시작한다(하루 10 ~ 15분). 피로하거나 통증이 있고 숨이 가쁘면 바로 멈춘다.

2. 어떤 운동이든 워밍업으로 서서히 시작해야 한다(119쪽 두 뇌의 체조 부분 참조). 워밍업의 목적은 간과 쓸개를 자극하기 위한 것이다. 이로써 당신의 운동에 따를 준비가 되어 있지 않다고, 신경계가 보내는 위험신호인 옆구리 결림을 피할 수 있다. 만일 옆구리 결

림이 오면, 무리하지 말고 심호흡을 하며 천천히 걷는다. 계속 옆구리가 결리면 그날은 운동하지 않는 것이 좋다.

3. 2 ~ 3주가 지나면 처음에 정했던 운동시간을 당신이 원하는 만큼 조금씩 늘려도 좋다. 금방 45분을 넘기게 될 것이다. 45분은 두 뇌의 조화에 필수적인 엔돌핀(즐거움 또는 행복 호르몬)을 분비시키기 위하여 절대적으로 필요한 시간이다.

4. 절대로 무리하지 않는다. 경기나 시합을 목적으로 하는 것이 아니다. 당신의 목적은 건강과 즐거움이다.

5. 심장박동이 지나치게 빨라지거나, 배에 약간의 통증이라도 있어선 안 된다. 맥박이 분당 140 ~ 160회를 초과해서도 안 된다. 만약 그럴 경우에는 멈췄다가 다시 천천히 시작한다. 맥을 정상화하기 위해서, 오른 손바닥을 위로 향하게 한 뒤 왼손으로 오른쪽 손목을 감싼다. 그리고 왼손의 엄지손가락으로 오른쪽 손목의 가장자리 주름 위를 지그시 눌러주며, 15초 동안 맥박을 센다. 거기에 4를 곱하면 분당 맥박수가 된다. 편안한 상태에서 남성의 맥박수는 66 ~ 75회, 여성의 맥박수는 75 ~ 83회이다.

운동하는 동안에는 맥박수가 150회(남성과 여성 모두), 50세 이상의 경우라면 140회를 넘어서는 안 된다. 운동을 마치면 맥박이 느려지면서 점차 평상 상태로 되돌아온다. 운동을 마치고 5분이 지나서도 맥박수가 여전히 120회를 넘는다면, 당신이 몸상태에 비해 지나치게 운동을 오래했다는 것을 의미한다. 이때는 운동시간을 줄이거나 운동의 강도를 낮춰야 한다.

6. 이제 당신의 배를 테스트해보자. 두 손을 배꼽 양편에 놓고 천천히 숨을 들이마시며, 복통이 없을 정도로 들숨 - 날숨의 리듬을 찾는다. 들숨의 상태에서 7 ~ 8초 있지 못한다면, 날숨의 상태에서 8 ~ 10초 동안 지속한다. 그리고 천천히 걷는다.

7. 운동중 호흡이 가빠질 때도 마찬가지이다. 즉시 운동을 중단하고 천천히 걸으면서 서서히 복식호흡을 한다.

8. 걷거나 달릴 때는 충격을 흡수해주는 운동화를 신는다. 운동복은 언제나 온몸을 감싸지 않는 복장이 좋다. 운동 전후에 물을 충분히 마신다. 단, 너무 뜨겁거나 차가운 물은 좋지 않으며, 너무 빨리 마시지 않도록 한다. 만일 그렇지 않으면 위산이 과다분비될 수 있으며, 유문이 열려 각종 통증을 유발하거나 맥이 풀려버릴 수 있다. 걷거나 뛸 때에 두 걸음 내딛는 동안 숨을 들이마시고, 세 걸음 내딛는 동안 숨을 내쉰다. 가슴을 펴고 어깨는 위로 치켜세우지 말고 바른 자세를 한다. 어깨와 팔은 걷거나 달리는 리듬 속에서 자유

롭게 움직여야 한다.

　식사 후 바로, 걷기는 괜찮지만 어떠한 경우이든 달리기는 금물이다. 식사 후 걷기는 소화를 촉진시키지만, 달리기는 소화작용을 중단시킨다. 식사 후 산책은 매일 30분 이상 해주면 좋다.

　9. 자전거를 탈 때는 자전거의 선택이나 타는 자세에 유의해야 한다. 편안하게 호흡하기 위하여 허리띠는 매지 않는 것이 좋으며, 장거리를 달릴 때는 빈속으로 자전거를 타지 않는다. 25km를 달릴 때마다 먹고 마셔야 한다. 이때 갑자기 차가운 음식물이 뱃속에 들어가지 않도록 조심한다. 자전거에 바람막이를 다는 것도 좋은 방법이다.

　10. 수영은 두 뇌를 조화시키는데 가장 효과적인 운동이다. 급격한 동작 없이, 가능하면 따뜻한 물에, 더 좋게는 소금기 있는 물에서, 일주일에 2회씩, 1회에 20 ~ 30분간 하는 것이 좋다.

　'즐거운 운동을 위한 십계명'을 읽는 동안, 우리는 배 건강을 위하여 이러한 운동이 얼마나 중요한지 자연스럽게 이해할 수 있었을 것이다.
　바로 앞에서 나는 왜 운동을 45분 이상 지속해야 하는지에 대하여 부분적으로 설명하였다.

'새로운 활력'(불어로 '제2의 숨결'이라고 한다 - 옮긴이)이 발생하는 순간, 즉 엔돌핀이 골고루 퍼져 모든 생체기관이 최적의 상태에서 움직일 수 있도록 해주는 바로 그 순간이, 운동을 시작한 지 45분이 되는 순간부터인 것이다.

처음 20분 동안은 신경과 근육이 데워지고, 제1뇌가 이완된다. 다음 20분 동안에는 모든 생체기관과 내분비선이 자극되어 체내의 순환이 원활해지고 에너지를 얻게 된다. 이 에너지가 바로 '새로운 활력'을 불어넣어주는 것이다.

두 뇌의 체조

몇년 전, 영구적으로 뇌의 직접적인 통제 아래에 있는 부동근육의 수축과 사지의 움직임을 기본으로 하는 '상상 운동법'을 제안했을 때만 해도, 나는 인간의 제2뇌인 배와 제1뇌 사이의 밀접한 상호의존성에 대해 잘 모르고 있었다.

제1뇌에 기초한 나의 상상 운동법은 바로 배를 바탕으로 하며, 배에서 에너지를 끌어내는 것이었다. 최근 의학계에서 배가 제2뇌로 부상하고, 미주신경과 신경전달물질을 통해 머리와 서로 커뮤니케이션을 하고 있다는 연구 결과가 나왔을 때, 내가 받은 느낌은 크게 두 가지였다.

첫째, 나의 상상 운동법으로 환자를 치료하면서 얻은 긍정적인 결과를 더욱더 잘 이해하게 되었다는 만족감.

둘째, 두 뇌의 긴밀한 상호작용을 적극적으로 활용하여 치료에서 한걸음 더 전진하고 싶은 마음이었다.

요컨대 나의 이 상상 운동법에 배와 뇌의 에너지를 통합시켜 더욱 효과적이고 과학적으로 만들어낸 것이 '두 뇌의 체조'이다. 여느 서양 체조들과 달리, 이 체조는 영적인 요소를 포함한다. 전형적인 체조를 싫어하는 사람이라면, 지루함을 몰아내고 색다른 체험을 주는 두 뇌 체조를 즐겁게 할 수 있을 것이다.

상상 속의 움직임, 자연으로 돌아가기

애초에 나의 아이디어는 장작 패기, 우물물 퍼올리기, 줄다리기, 말뚝 박기, 무거운 물건을 밀고 당기고 들어올리기 등, 현대인의 기억 속에서 잊혀진 시골생활의 자연스런 몸짓을 중심으로, 우리 몸을 움직여보자는 것이었다. 예전에는 이런 육체적 행동들이 스트레스와 공격성을 해소하고, 불안증을 없애며, 중추신경 시스템을 진정시키는데 한몫했다. 그리고 이렇게 움직임으로써 만들어지는 건강한 피로감은 정신적인 안정을 가져다주었다.

그렇다고 우리의 선조들이 살아왔던 방법을 다시 익히자는 것이 아니다(비록 오늘날 자연으로의 회귀가 유행이긴 하지만). 나는 이 모든 행위를 직접 한다고 상상하는, 이른바 상상 운동법을 만들어냈다. 이것은 집에서든 직장에서든 또는 자동차, 기차, 비행기 안에서든 어느 곳에서나 실시할 수 있는 체조이다. 이때 척추는 언제나 살짝 구부정한 자세(크로마뇽 인처럼 등이 둥글게, 다리는 굽힌 자세)를 유지해야 한다. 그리고 배는 복식호흡을 할 수 있도록 최대한 부풀리고 최대한 밀어넣을 수 있어야 한다.

수년 동안 나의 상상 운동법은 환자들의 등과 배의 통증을 낫게 했으며, 불면증을 치유했고, 리비도를 자극시켰으며, 체중 감량의 효과를 낳아 몸매를 가다듬어주었다. 또한 제1뇌의 차원에서는 불안증을 없애주었으며, 자신감을 향상시켰다.

이어 나는 제2뇌로써 배의 역할에 대한 과학적인 설명을 이해하게 되었고, 모든 동작에 배를 연결시켰다. 나는 환자들에게 들숨 – 날숨의 박자에 맞춰, 들숨에는 배로 육중한 것을 밀어내고, 날숨에는 배를 안쪽으로 당긴다고 상상하도록 유도했다.

이런 이중적 접근은 두 뇌의 조화를 향상시키며, 신체적 · 정신적 모든 부분에서 놀랄 만큼 좋은 효과를 가져왔다. 나는 이 방법을 '두 뇌의 체조'라고 이름지었다. 상상 운동법의 결과 외에도 다음과 같은 일련의 효과가 나타났다.

- 자율신경 장애(통증, 신물 오름, 더부룩함, 경련 등)가 사라짐으로써 변비가 치료된다.
- 배, 허리, 엉덩이의 셀룰라이트가 제거된다.
- 과체중의 감소와 허리띠가 닿는 허리 부위뿐 아니라 몸매 전

체가 다듬어지고 근육질로 다져진다.
- 흉골을 치골에 이어주는 근육인 복직근을 강화시키면서, 배를 평편하게 해준다. 복직근을 통해 자율신경계의 모든 신경총을 자극하게 된다.
- 나쁜 콜레스테롤의 수치 감소, 동맥압의 정상화, 순환계·호흡기·자율신경계를 강화시켜준다.
- 척추를 유연하게 해주고, 추간원판(추간판이라고도 한다. 서로 이웃하는 척추골 사이에 있는 원판 모양의 섬유연골. 충격을 완화시키는 쿠션 역할을 한다 - 옮긴이)을 자유롭게 해줌으로써, 각각의 척추골이 생체 시스템과 내분비선에 원활히 접속하게 된다. 척추의 모든 장애가 배의 기능 장애를 유발한다는 점을 명심해야 한다.
- 당뇨병을 예방한다. 매일 30분씩 걷는 게 약을 먹는 것보다 훨씬 효과적이라는 사실이 최근에 밝혀졌다(『뉴잉글랜드 의학신문』 참조). 미국 어느 인디언 부족의 임신한 여성을 대상으로 실시한 또다른 실험에서는, 한쪽 팔을 1시간 동안 움직이는 동작만으로도 인슐린 주사를 맞은 것과 동일한 효과가 있다는 사실이 증명되었다.
- 호르몬과 면역 시스템의 강화
- 모든 운동에 대한 정신적·육체적 준비
- 나약한 기분과 우울한 상태 호전, 정서불안증 해소

따라하기 5

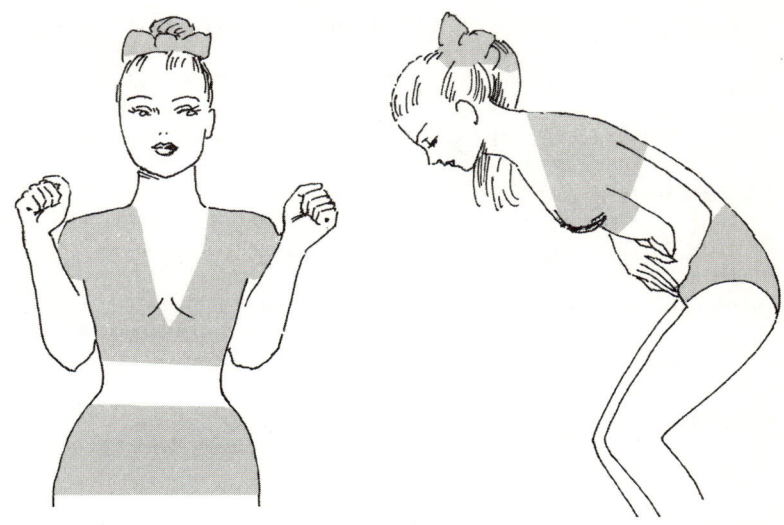

1. 서 있거나 앉아 있는 자세에서 등을 곧게 편다. 주먹을 꼭 쥔 채 팔꿈치를 몸에 붙이고 가슴을 최대한 부풀리며, 7 ~ 10초 동안 숨을 들이마신다.
2. 7 ~ 10초 동안 숨을 내쉬면서 등을 둥글게 하고 목을 유연하게 한다. 시선을 편안하게 아래쪽으로 두고, 두 손으로 배를 눌러 배가 최대한 들어가도록 한다.

🌿 과민성, 소심증, 신경증, 자신감에 긍정적인 효과
🌿 심리치료에 보조적 역할
🌿 두 뇌의 조화

배와 등의 관계는?

제2뇌인 배는 척추에 직접 연결되어 있다. 따라서 배의 건강은 등의 건강에도 영향을 받는다. 척추골의 각 연결 부위에서 나온 신경은 배의 여러 기관과 내분비선에 이어진다(이것이 바로 척추 지압 요법의 기본 중 하나이다). 예를 들면 네번째와 다섯번째 척추뼈의 연결고리에 문제가 생기면 간과 위에 질환이 발생하고, 전체적인 체내순환이 나빠진다.

만약 추간판이 막히거나 눌리면, 절대로 건강한 배를 기대할 수 없다. 이때에는 반드시 류머티즘 전문의, 카이로프랙터, 물리치료사, 침구사, 스포츠의학 전문의의 진찰을 받아야 한다. 한 예를 들어보겠다.

제롬은 만 35세로 요통을 앓고 있었다. 처음 그는 나를 일반적인 카이로프랙터로 대했다. 나는 등을 치료하고 계속되어온 재발을 막으려면 배를 먼저 치료해야 한다고 설명했다. 제롬은 너무 빨리 먹는데다 운동을 하지 않아 허리가 아예 없었다. 앞으로 나온 배는 요추를 당기는 결과를 낳아 요추의 평형상태를 흐트러뜨리고 있었다.

나는 제롬에게 하루에 두번씩 '두 뇌의 체조'를 하라고 권했다. 몇 주 후 그의 배는 허리근육이 단단해짐과 동시에 평편해지고 건강해졌으며, 요통과 불면증이 사라졌다. 몇주 만에 제롬은 요통을 완전히 잊어버리게 된 것이다.

어떤 상황에 있든 자세를 바로 하고 다음의 체조를 따라해보자.

두 뇌의 체조를 어떻게 할까

　이 체조는 선 자세, 앉은 자세, 혹은 누운 자세에서도 쉽고 간편하게 할 수 있다. 아침식사 전과 저녁식사 전, 이렇게 하루 두번씩 해준다. 이외에도 스트레스에서 벗어나고 싶을 때, 몸의 긴장을 풀고 싶을 때마다 해도 좋다.

　먼저 웃옷을 벗고 배를 편안하게 한다. 그리고 외부세계에 모든

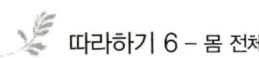
따라하기 6 - 몸 전체

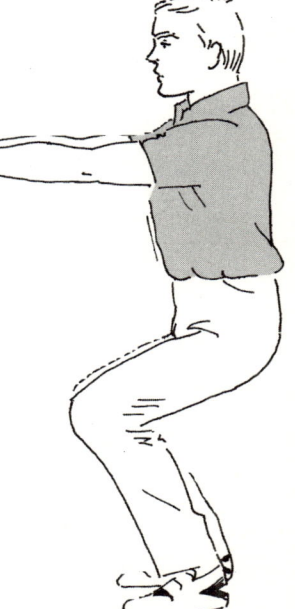

1. 선 자세에서 다리를 벌려 구부린다. 이때 당신의 발과 다리를 땅속에 깊숙이 박아 넣는다고 상상한다.
2. 등을 살짝 둥글게 한 상태에서, 두 팔을 앞으로 쭉 뻗고 어깨에 힘을 뺀다.
3. 두 주먹을 쥐어 어느 정도 무거운(얼마나 무거운지 결정하는 것은 당신의 제1뇌이다) 짐을 당신쪽으로 당긴다고 상상한다.

따라하기 6 – 몸 전체

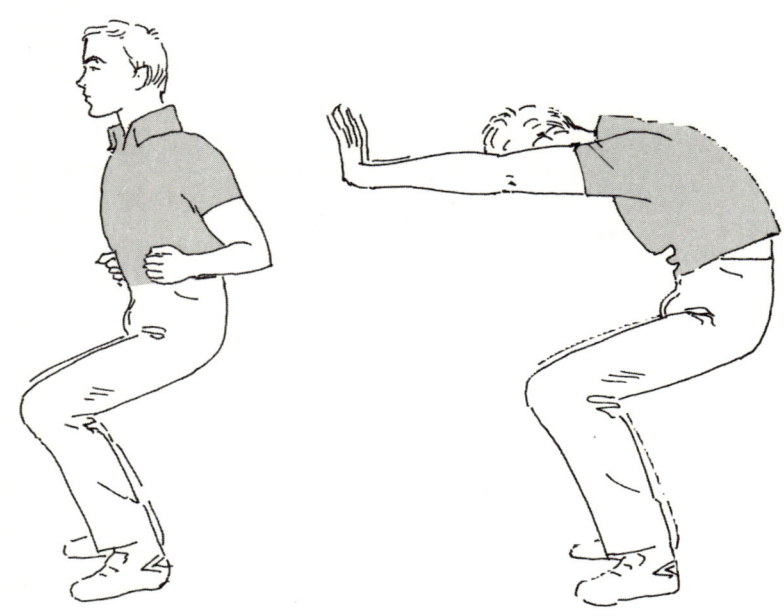

4. 동시에 7 ~ 10초 동안 코로 부드럽게 숨을 들이마시면서, 마치 무거운 짐을 배로 밀어내듯 한껏 배를 부풀린다.

5. 주먹이 당신의 허리에 이르고(그러니까 방금 말한 7 ~ 10초 후이다) 팔꿈치를 몸에 붙인 상태가 되면 1 ~ 2초 정도 동작을 정지한다.

6. 7 ~ 10초 동안 숨을 내쉬며, 손바닥을 펼쳐 무거운 물건을 밀어내듯 한다. 동시에 등을 둥그렇게 하고 머리를 두 팔 사이로 떨어뜨리며, 배꼽에서 척추쪽으로 배가 최대한 쑥 들어가도록 뱃속의 공기를 완전히 비워낸다.

따라하기 7 – 배와 등

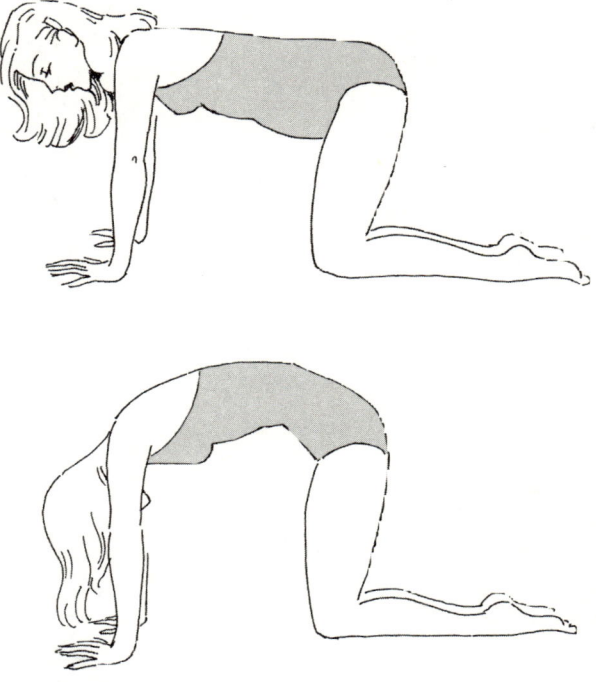

1. 두꺼운 카펫 위에 무릎을 꿇은 자세로 다리는 살짝 벌려두고, 팔을 뻗어 바닥에 닿은 손바닥이 땅속에 묻힌다고 상상한다.
2. 7 ~ 10초 동안 숨을 들이마시면서 배를 부풀리며, 땅바닥에 짐을 받아둘 듯이 바닥쪽으로 상상의 짐을 힘껏 밀어낸다고 생각한다.
3. 7 ~ 10초 동안 숨을 내쉬면서, 이번에는 배꼽을 척추로 끌어당기는 기분으로 짐을 배쪽으로 끌어당긴다고 상상한다. 마치 배로 짐을 들어올리듯 등을 최대한 둥글게 한다. 고개는 쭉 뻗은 양팔 사이로 편하게 떨어뜨린다. 연속으로 5회 실시한다. 그리고 5회 실시를 한 묶음으로 2 ~ 3회 실시한다.

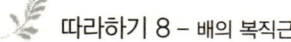

따라하기 8 – 배의 복직근

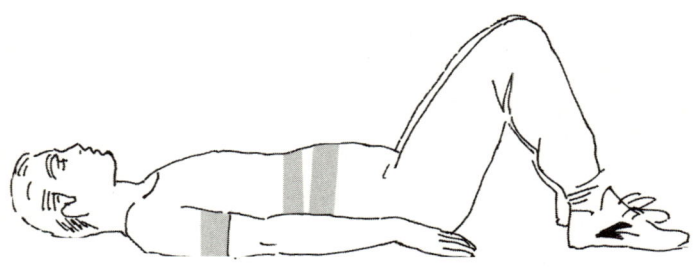

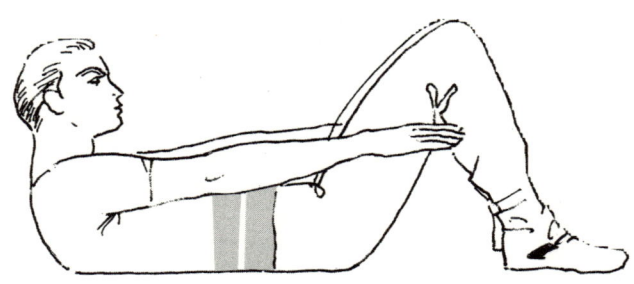

1. 두꺼운 카펫 위에 등을 대고 누워 무릎을 세운다. 7~10초 동안 숨을 들이마시면서, 짐을 위로 밀어낸다고 생각하며 배를 부풀린다.
2. 7~10초 동안 숨을 내쉬는 동안, 두 팔을 무릎쪽으로 뻗은 채 머리를 위쪽으로 치켜든 자세로, 무거운 짐이 배를 꾹 누른다고 생각하며 멈춰 있는다.
3. 숨을 내쉬는 동안(7~10초) 움직이지 말고 이 자세를 유지한다. 처음에는 5번을 연속 실시하고, 이어 5회를 한 묶음으로 2~3회 실시한다.

따라하기 9 - 배와 허리

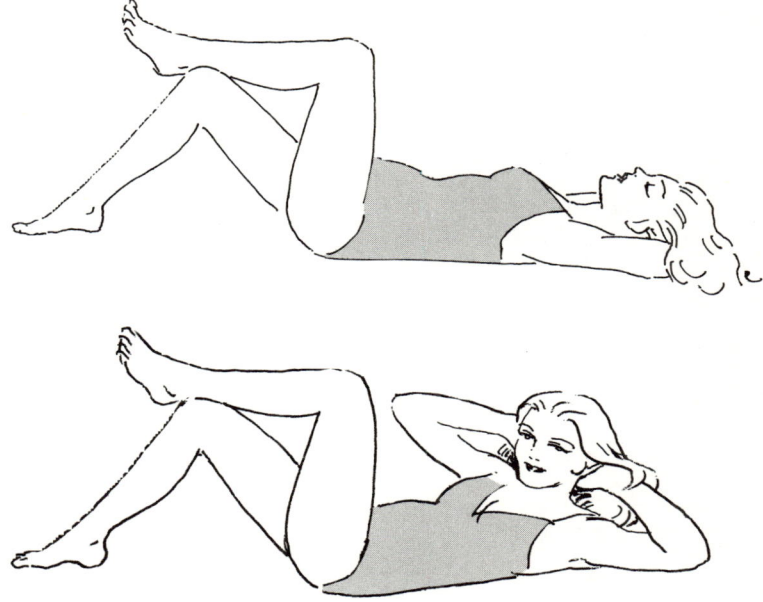

1. 두꺼운 카펫 위에 등을 대고 누워 다리를 구부리고, 한쪽 다리의 발목을 다른쪽 무릎 위에 얹는다. 손을 머리 뒤로 포개놓고 팔꿈치는 바닥에 닿게 한다.
2. 7~10초 동안 숨을 들이마시면서 무거운 짐을 위로 미는 기분으로 배를 부풀린다.
3. 7~10초 동안 숨을 내쉬면서 상체를 일으켜, 무거운 짐이 배를 꾹 누른다고 상상하며, 팔꿈치를 반대편 무릎쪽으로 향하게 한다. 이때 팔꿈치가 머리쪽으로 모아지지 않도록 한다.
4. 숨을 내쉬는 동안(7~10초) 움직이지 말고 이 자세를 유지한다.
   먼저 5회 실시하고, 이어 발을 바꿔 마찬가지로 5회 실시한다. 그리고 5회를 한 묶음으로 2~3회 실시한다.

따라하기 10

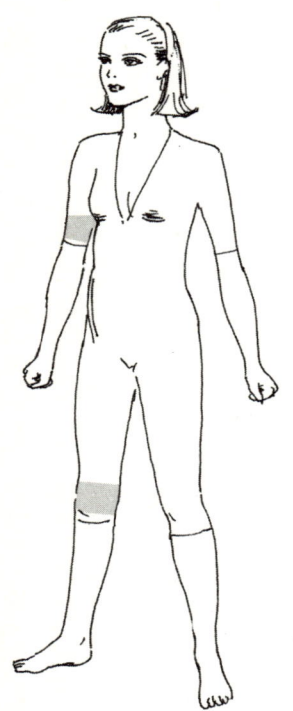 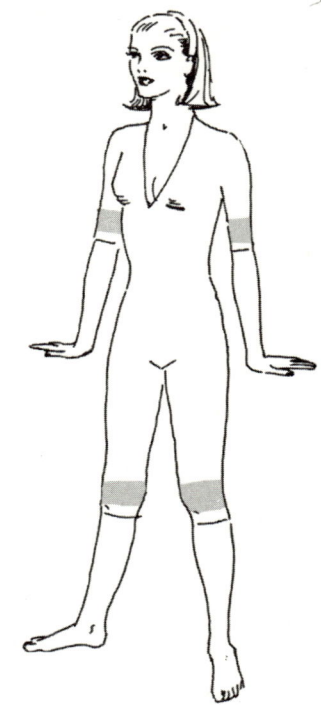

1. 다리를 어깨넓이로 벌리고 서서, 두 다리가 땅속에 푹 파묻힌다고 상상한다. 두 팔은 몸을 따라 쭉 뻗는다.
2. 7~10초 동안 부드럽게 코로 숨을 들이마시며, 주먹을 쥔 채 짐을 밀어낸다고 상상하며 배를 부풀린다.
3. 1~2초 동안 숨을 멈춘다.
4. 이번에는 주먹을 쫙 펴고 짐을 바닥쪽으로 내민다고 상상하며, 7~10초 동안 숨을 내쉰다.
5. 연속으로 5회 실시하고, 5회를 한묶음으로 2~3회 실시한다.

신경을 끊는다. 우선 제1뇌로 모든 동작을 생각해보고, 다음으로 제2뇌(배)를 이용해 동작을 만든다. 이때 천천히 복식호흡의 리듬에 맞춰 실행에 옮겨야 한다.

처음에는 자기제어가 필요하다. 초기에 서서 시작했다가 점차 강도를 높인다. 제라르 드빠르디유(Gerard Depardieu ; 프랑스의 국민 배우. 1990년 칸느영화제 남우주연상을 수상했다 - 옮긴이)는 텔레비전 〈Canal+〉에 출연해 이 체조를 함께 하면서 정말 효과를 보았다고 말했다. 테니스 선수인 제롬 골마르도 몇주간 이 체조를 하고 등 통증과 집중력 문제가 해결되었다면서, 앞으로 계속 해나갈 것을 약속했다. 그가 이 체조를 지속적으로 해나가면서 화려한 전적을 쌓아가길 바란다(호주에서 열린 국제대회에서 그는 세계 10위권에 드는 선수들과 싸워 이겼다).

처음에는 매일 5회 정도 하고, 며칠이 지나면 7~8회 실시한다. 특별히 어떤 경기를 준비하는 경우가 아니라면, 12~15회 이상은 하지 않는다.「따라하기」8과 9를 실시하면서 배 위에 짐이 있다고 상상하기가 쉽지 않다면, 배 위에 무거운 책 한두 권을 올려놓고 연습한다.

두 뇌의 자가 마사지

언뜻 생각하기에 어렵게 느껴질 수도 있지만, 실

제로 배의 자가 마사지는 자연스럽고 본능적인 제스처로 누구나 쉽게 할 수 있다. 아시아에서는 가족끼리, 친구끼리 스스럼 없이 서로 마사지를 해준다.

프랑스에서는 종교교육의 영향으로 이런 행동을 부끄러운 것으로 여기고 불필요하다고 생각해왔다. 거의 나체로 해수욕을 하고 에로틱한 춤을 공개적으로 추기도 하면서 피부접촉은 꺼리다니, 의아하게 여겨질 따름이다. 마치 프랑스 사람은 자신의 배를 두려워(혹은 부끄러워)하는 듯했다.

하지만 요즘은 유행 때문인지 상황이 변해가고 있다. 상업적 광고에는 이제 뚱뚱한 배까지 등장한다. 마치 배가 연옥에서 빠져나오기라도 한 듯하다. 우연이겠지만, 이러한 배의 노출이 배가 제2 뇌로 부상한 시기와 일치한다는 점은 매우 흥미롭다.

자가 마사지를 통해 배의 비밀을 발견함으로써, 당신은 배를 이해하고, 존중하며, 아끼게 될 것이다. 배의 자가 마사지는 잠깐의 시간만으로 두 뇌가 조화를 이룰 수 있도록 해준다.

배의 자가 마사지는 자율신경 장애, 위염, 대장염, 더부룩함, 생리통, 가스, 변비 등을 치료하는데 중요한 역할을 한다.

또한 당뇨병, 비만, 순환계 질환, 불면증, 만성피로, 피부 트러블, 성 장애, 류머티즘성 관절염, 등 통증 등과 같은 기능 질환의 치유도 도와준다.

한편 배의 자가 마사지는 통증을 없애주는 그 어떤 진통제보다 훨씬 더 효과적인 엔돌핀을 생성해줌으로써, 제1 뇌에 평온함을 만들어준다. 스스로 자신의 배를 마사지하면서(뒤에 구체적 지침이 소개된다) 각각의 조직과 점막이 자극되어 직접적으로 제1 뇌에 효과를 미치는 것이다.

우리의 손 아래 있는 소장에서는 모세혈관과 림프관을 통해 영양분을 선별하고, 온몸으로 분배하는 작업이 이루어지고 있다. 소장은 800~900개의 점막 주름과 1천만 개의 미세한 융털을 갖추고 있다. 이 융털을 쭉 펼쳐놓으면 테니스 코트 표면을 다 덮을 정도라고 한다! 이러한 융털의 역할은 매우 중요하다.

미주신경을 통해 제1 뇌에 연결되어 있는 내장은 두 뇌의 조화에 다음과 같이 중대한 역할을 한다.

- 위 부위를 마사지하면 집중력을 향상시킬 수 있다.
- 대장을 마사지하면, 인간이 느끼는 온갖 감정의 자제력을 키울 수 있다.
- 비장(지라)을 마사지하면 피로감과 우울증을 내칠 수 있다.
- 간과 쓸개를 마사지하면 불안증을 몰아낼 수 있다.

만 32세의 조엘은 피로감 때문에 나를 찾아왔다.
그녀는 약사의 권고로 철분과 비타민 등을 섭취했으나, 별다른 차도 없이 피로감이 계속되어 일을 하기 힘들 지경에 있었다. 그녀의 배와 허리 부분의 과체중은 약 5kg 정도였다. 전체적으로 부푼 그녀의 배에는 경련이 있었고, 태양 신경총, 쓸개 신경총, 이자 신경총을 따라 꼬집어 굴리기를 해보니, 통증이 매우 심한 결합조직을 발견할 수 있었다.

조엘은 단 음식을 즐겨 먹었으며 운동은 전혀 하지 않았다. 나는 그녀를 병원에 보내 정밀진단을 요청했다. 혈당이 120mg, 자신이 알지 못하는 사이 그녀는 당뇨병에 걸릴지도 모를 위험에 처해 있었다(공복 시 혈당이 1dl 중 126mg 이상이면 당뇨병이다 - 옮긴이).

나는 그녀에게 아침저녁으로, 특히 이자 부위를 중심으로 배 마사지를 하라고 지도했다. 복식호흡, 식생활, 운동, 명상 등 그밖의 내 치료법을 따르면서 조엘의 체중은 2개월 만에 줄어들기 시작하였고, 혈당은 80mg이라는 정상 수치로 돌아왔다.

배의 자가 마사지는 제1뇌에 어린 시절의 감각과 추억들을 상기시킨다. 또한 중병에 대한 예방 시스템도 만들어준다.

제2의 뇌, 배를 마사지하라

자가 마사지는 마치 아이들의 놀이 같다. 나 자신도 아주 어릴 적부터 혼자 해왔다. 굳이 전문적인 치료사가 아니어도 자신의 손을 이용한 간단한 방법으로 놀라운 결과를 얻을 수 있다.

허리 부위, 목, 어깨 등의 자가 마사지를 제안한 『더 이상 등 통증은 없다』가 출간된 뒤 나는 독자들로부터 수십 통의 감사편지를 받았다. 하나 같이 자가 마사지를 매우 쉽게 할 수 있었고, 놀라운 효과를 얻었다는 내용이었다.

배는 시선(제1뇌)을 직접 둘 수 있어 손동작 하기가 수월하고, 따라서 스스로 마사지하기가 훨씬 쉽다.

나는 배의 자가 마사지를 긴장을 풀어주는 마사지와, 치료용 마사지로 구분해보았다.

1. 긴장을 풀어주는 자가 마사지
🌿 가볍게 마사지하기

공복이거나 소화가 다된 다음, 앉은 자세 혹은 누운 자세에서 다리를 굽히고 천천히 호흡하면서, 가벼운 마사지부터 시작한다. 손에서 힘을 빼고 배의 표면 전체를 시계 방향으로 미끄러지듯 돌린다. 최대한 피부와 접촉할 수 있도록, 오일이나 크림을 발라 마사지하는 것은 피한다. 욕조나 샤워기 아래에서 할 수도 있다 (1분 정도).

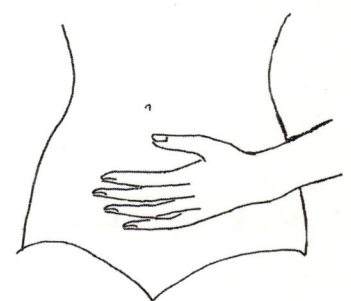

🌿 누르기

배 위에 두 손을 펴놓는다. 숨을 들이마시고 배를 부풀어 오르게 하면서, 손으로 배가 부풀어오르는 것을 막으려는 것처럼 누르기 동작을 한다. 숨을 내쉬는 동안 배가 들어갈 때에는 손으로

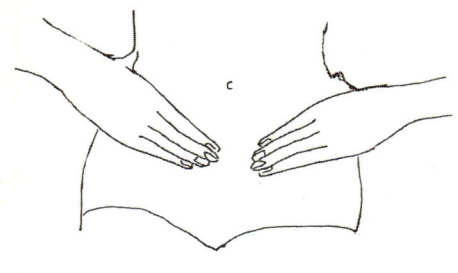

배를 최대한 누른다.

 배에 압력을 더 주려면, 손으로 눌렀다 놓는 동작을 빠르게 반복한다. 손을 계속 배 위에 얹은 상태로, 진동하듯 흔들면서 누르는 동작을 한다(2분 동안).

🌿 주무르고 부드럽게 두드리기

 들숨 - 날숨의 리듬에 맞춰, 양손으로 배의 늘어진 살을 잡고, 피부와 결합조직을 마치 밀가루 반죽하듯 주무르고 두드린다. 손바닥과 손가락은 줄곧 배의 피부에 닿아 있어야 한다. 이 동작은 무작정 마찰을 일으키며 비비는 것이 아니라, 깊이 있게 천천히 해야 한다(1분 동안).

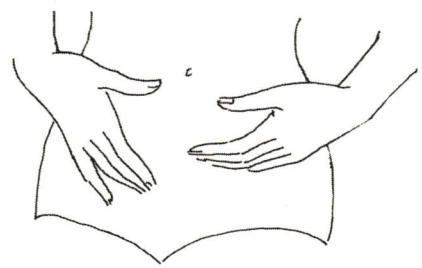

2. 치료용 자가 마사지

 이것은 깊숙한 복식호흡을 이용하여, 신경총 부위를 집중적으로 다루는 매우 구체적이며 강력한 마사지이다.

 이 동작은 오일이나 크림 없이, 손톱을 짧게 잘라 실행해야 한다.

그래야 손끝으로 민감하게 신경총들을 감지할 수 있다.

🌿 깊이 주무르기

부드럽게 주무르는 것과 마찬가지 동작이지만, 피부와 결합조직을 집어 더욱 깊숙이 주물러야 한다. 이것은 결합조직이 다음의 치료동작에 대비하게 하는 준비동작이다.

🌿 꼬집어 굴리기와 반죽하듯 주무르기

꼬집어 굴리기는 한 손 혹은 양손으로 살을 잡아 굴리는 것으로, 결합조직에 침투해 있는 셀룰라이트를 없애기 위한 것이다.

꼬집어 굴리기 자가 마사지는 여러 시스템과 조직, 내분비선에 해당되는 지점들을 찾아낼 수 있게 해준다.

그 지점들에 통증이 있다면, 관련된 시스템이나 기관, 내분비선에 문제가 있다는 것을 의미한다. 셀룰라이트 덩어리를 해체시키고 없애기 위해서는, 통증이 있는 지점에 꼬집어 굴리기 마사지와 반죽하듯 주무르기 마사지를 함께 실시해야 한다.

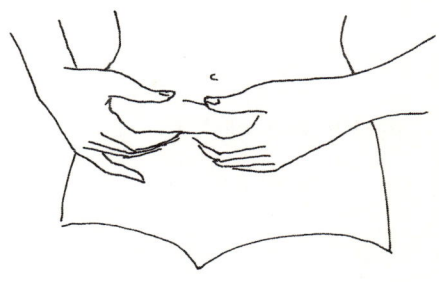

나는 35년 동안의 경험을 통해, 신경총의 셀룰라이트를 제거하는데, 자가 마사지만큼 효과적인 치료

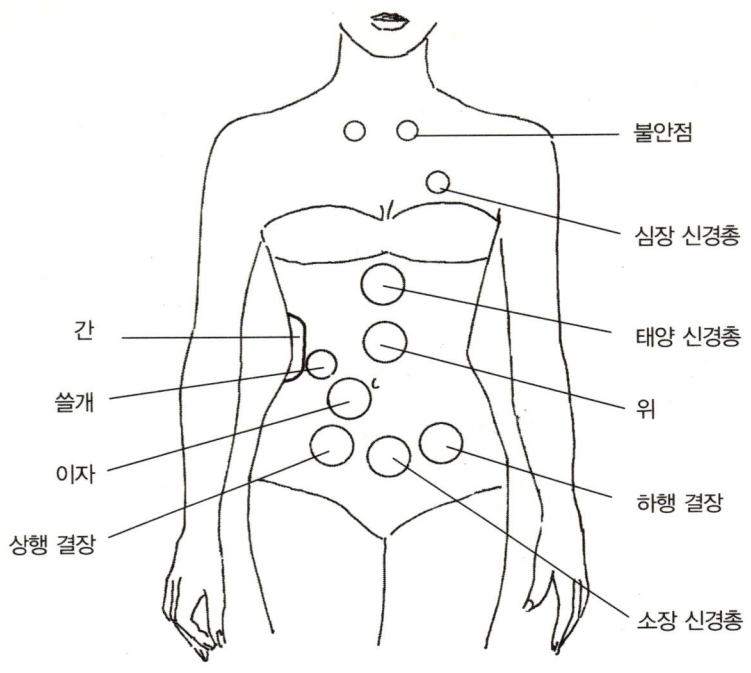

법이 없다는 사실을 깨달았다. 자가 마사지는 침구술보다 훨씬 오래전인 수천년 전에 시작된 것이다.

바로 이 방법으로 나는 내 배를 치료했으며, 수많은 환자들이 나와 같은 효과를 보았다.

머리의 자가 마사지

두 뇌 사이의 수많은 연결고리를 염두에 두고 보면, 머리를 마사지하는 것은 배를 이완시키는 것과 같다.

🌿 앉은 자세로 탁자 위에 팔꿈치를 대고, 두 손을 머리 위에 올린 채 손가락에 힘을 주어 누르고 돌리는 동작을 한다. 머리가죽이 움직이도록 해야 한다. 특히 그냥 문지르는 것이 아니라, 이마와 눈썹주위, 관자놀이, 목의 뒷부분을 손가락에 힘을 주어 누르고 돌리도록 한다(2 ~ 3분 동안).

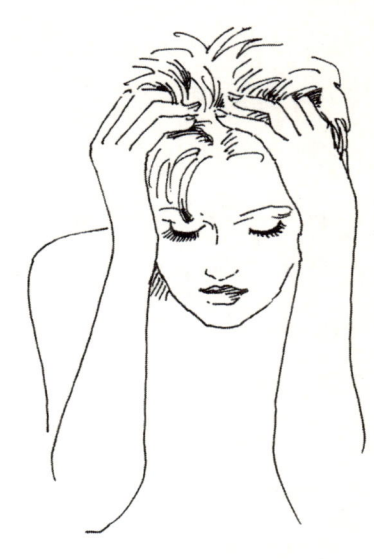

🌿 하루 중 어느 때 실시해도 좋으며 불안감, 스트레스, 피로감 등을 쫓을 수 있다. 이것은 두 뇌의 신경과 일부 미주신경을 자극하여 잠이 잘 오게 하며, 그 결과 두 뇌의 하모니가 훌륭하게 이루어지도록 한다.

복식명상

복식명상 역시 배로 생각하라. 배는 제2의 뇌로써, 지속적으로 제1뇌와 커뮤니케이션을 한다. 그러면서 우리 몸의 거의 모든 면역세포뿐 아니라, 우리의 정신상태를 조절해주는 세로토닌 같은 상당수의 신경전달물질을 만들어낸다는 것은 이제 주지의 사실이다. 게다가 이제 신경위장학이라는 새로운 학문까지 자리를 잡게 되었다.

거슨 교수와 푸르네스(Furnes) 박사의 최근 연구 결과는 이론의 여지없이 명백하다. 우리의 감정을 조절하고 우리의 건강을 유지하는데 배는 부분적인 역할을 담당한다. 즉, 우리 건강은 특히 미주신경에 의해 연결되어 있는 두 뇌의 균형에 달려 있다.

비록 시작에 불과하지만, 이것은 배로 생각하는 것이 가능하다는 근거가 될 수도 있다.

제2뇌, 배의 뉴런 수를 비롯하여 이 뉴런이 갖는 독자적인 특성이 밝혀졌다. 1억여 개의 뉴런(척수에 있는 뉴런 수와 같다)은 제1뇌의 것과 동일한 것으로, 저마다 독특한 특성을 지닌 신경전달물질을 적어도 20개 정도 생산해낸다.

프랑스 국립보건의학연구소의 발미슈(Valmiche) 교수 연구팀은 배에서 만들어지는 뉴런의 활동에 대해 열심히 연구하고 있다. 신약 개발을 겨냥하는 대규모 연구소들 또한 이 부문을 연구하고 있다. X선을 통해 제1뇌의 뉴런을 발견한 것과 같이, 조만간 배에 있는 신경세포의 활동을 파악하여, 이를 이용한 약품이 나올 것으로 전망된다. 그렇게 되면 알츠하이머병과 같은 수많은 질환이 배를 통하여 치유될 수 있을 것이다.

이런 발견이 이루어져 새로운 약품과 치료법이 개발되기 전까지,

나는 당신에게 나의 치료법을 근간으로 한 복식명상이라는 자연 치료법을 권유한다. 이 명상법은 우리가 자신의 배를 느끼고, 제1뇌가 보내는 모든 메시지를 민감하게 받아들이며, 융털과 점액으로 이루어진 7m 길이의 소화기관에서 행해지는 지속적인 배의 작용, 움직임, 진동 등을 의식하게 해줄 것이다.

다시 한번 강조하지만, 동양에서는 복식호흡이 흔하게 행해지고 있다. 그리고 요가 수행자는 사고를 배에 집중시킴으로써 자기행동에 대한 총체적인 자제력을 갖춘다. 고수들은 복식호흡을 통해, 의식적으로 동맥압을 변화시키고, 자유자제로 체온을 높이거나 내릴 수 있으며, 소화과정을 저지하거나 가속화시켜 내장을 깨끗이 비워내기도 한다.

최근 방문했던 인도에서, 나는 늘 궁금했던 이러한 현상을 관찰하고 분석할 수 있었다. 인도에서는 평온한 명상의 상태, 즉 최고의 행복에 다가서기 위한 제1의 조건을 배 건강으로 본다. 요가 수행자들은 직관적으로 두 뇌 사이에 존재하는 밀접한 관계와 신경전달물질의 역할을 알고 있는 것이다.

이들을 비롯한 많은 동양인은 배를 생명의 중심이라고 여긴다. 나도 이러한 관점에 동의한다. 실망감 같은 충격적인 감정, 행복하거나 불행했던 어린 시절의 기억이 제1뇌의 무의식과 배의 무의식 속에 각인되어 있다는 것은, 널리 알려진 사실이다.

최근 캐나다에서 실시된 연구 결과가 이와 같은 개념을 다시 밝혀주며, 우리의 배가 머리와 마찬가지로 개인의 감정적인 역사의 기록을 보존하고 있다는 사실을 과학적으로 입증했다. 아직까지 배는 거의 미지의 영역이지만, 정신질환 치료에서 부분적인 역할을 담당할 수 있는 여러 가능성을 보여주고 있다.

정신분석에서도 배는 중요하다!

캐나다 학자들의 연구를 바탕으로, 조만간 배를 이용한 정신치료법이 만들어질 것이다. 나는 복식호흡과 자가 마사지와 연계하여 복식명상을 하면, 더욱 효율적인 치료법이 되리라 확신한다. 다시 한번 내 개인적인 경우를 언급하고자 한다.

어린 시절 나를 심하게 아프게 했던 통증을 마침내 제어할 수 있었던 것도, 내가 배에 귀를 기울이며, 규칙적으로 배를 마사지하고, 배를 보살핀 덕분이다.

나의 이런 치료 경험은, 나를 진찰하면서 제1뇌에만 관심을 두었을 뿐, 배의 고통은 고려하지 않으려 했던 프랑수아즈 돌토(Francoise Dolto)를 비롯한 저명한 전문의들까지 놀라게 만들었다. 구스타프 융(Carl Gustav Jung)의 조수이자 번역가인 롤랑 카헨(Roland Cahen) 역시, 내 정신질환을 치료하려 들면서 나의 제2뇌의 비명은 고집스레 듣지 못한 척했다. 덧붙여 말하자면, 롤랑 카헨은 몇년 후 내 진찰대 위에 누워서 나에게 배 치료법을 배우려 했으며, 결국 그는 배가 제2의 뇌라는 사실을 인정하였다.

내가 수년간의 시간을 바쳐서 되찾은 내 육신의 균형은 바로 나의 두 뇌에 그 해답이 있었다! 보리스 시룰닉(Boris Cyrulnik)이 쓴 탄성 에너지에 관한 저서들 — 심한 외상성 상해 혹은 정신적 외상으로부터 다시 활기를 찾을 수 있는 방법 — 을 읽어보면 더욱 확신이 생긴다. 오늘날 나는 배를 치료함으로써 내 정신을 치료했을 뿐 아니라, 배를 통해 명상하고 사고할 수 있게 되었다.

이제, 당신의 건강과 심신이 균형 잡힌 육체 그리고 우리의 행복을 위하여, 내가 정성을 온통 들여 독자들에게 가르쳐주려는 것이 바로 그점이다. 이 부분을 집필하다보니, 나의 친척 1명이 눈앞에 떠오른다.

만 27세의 로맹이 내 마사지 침대 위에 누웠다. 무척 감정적이고 수줍음이 많은 로맹은 복통과 성 장애를 겪고 있었다. 나는 금세 어린 시절 그가 겪었던 심각한 상황들을 밝혀낼 수 있었다. 로맹의 부모는 매우 권위적이었고 이혼까지 했다. 그는 부모의 이혼이라는 상처를 극복하지 못했으며, 청년기부터는 제대로 된 성관계를 가져보지 못한 데다 우울증마저 앓고 있었다.

초기 진료시 나는 그의 배를 만지며 뭉쳐 있는 신경총의 통점들을 찾아내어 주무르고 마사지했다. 그러자 그는 과거를 거슬러올라가듯 자기 인생의 구체적인 이야기를 시작했다. 이혼한 어머니와 어머니의 연인관계, 17세 첫경험에서 겪은 성적 좌절감 등, 로맹은 잊고 있었거나 꽁꽁 감춰두었던 상황과 아픔을 다시 발견해내는 듯했다.

복식호흡과 복식명상, 거기에 더해진 나의 치료법을 매일 2차례씩 실시하면서, 그의 지나친 감수성은 이내 진정되었고, 스스로 자신의 몸을 관리할 수 있게 되었으며, 몇달이 지난 후에는 정력도 되찾았다. 조화를 이룬 그의 두 뇌가 행복한 삶을 열어준 것이었다.

복식명상은 어떻게 하는가

- 손바닥을 펴서 배의 맨살 위에 올려놓고, 생각을 배에 집중시킨다. 동시에 깊숙이, 아주 부드럽게 숨을 들이마시면, 손 아래 배에서 어느 정도 지속적으로 꾸르륵거리거나 움직이는 액체의 흐름을 느낄 수 있을 것이다.

- 서서히 눈을 감는다. 머릿속에서 주변환경으로부터 자신을 떼어놓는다. 당신은 지금 큰 비누방울 안에 있다. 또는 태초의 정적이 감도는 깊은 산속에서 넓직한 바위 위에 홀로 앉아 있다. 사위가 고요하다. 외부와의 접촉, 일체의 냄새까지 차단시키고, 오로

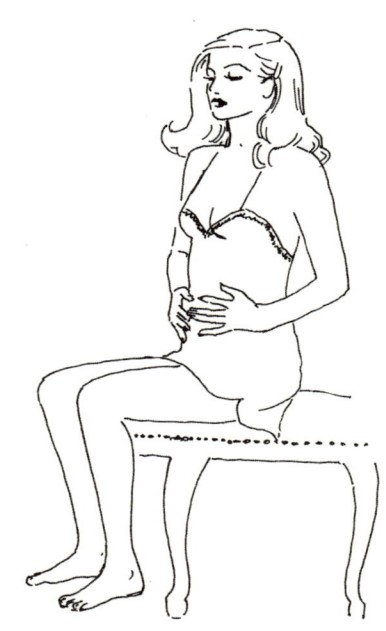

지 손의 촉감과 당신 뱃속의 움직임만 살아 있게 한다.
- 이러한 상태에 이르기 위해서 앞서 배운 복식호흡을 2 ~ 3분 간 실시한다. 이렇게 함으로써 당신을 괴롭히는 온갖 스트레스, 급한 성미, 불안증, 조급증, 사람들이 당신에게 거는 과도한 기대감 등에서 벗어날 수 있다.
- 복식명상을 처음 하는 경우라면 시간이 좀 더 걸리겠지만, 보통 2 ~ 3분 안에 복식명상의 첫번째 단계인 민감한 상태에 이르게 될 것이다.

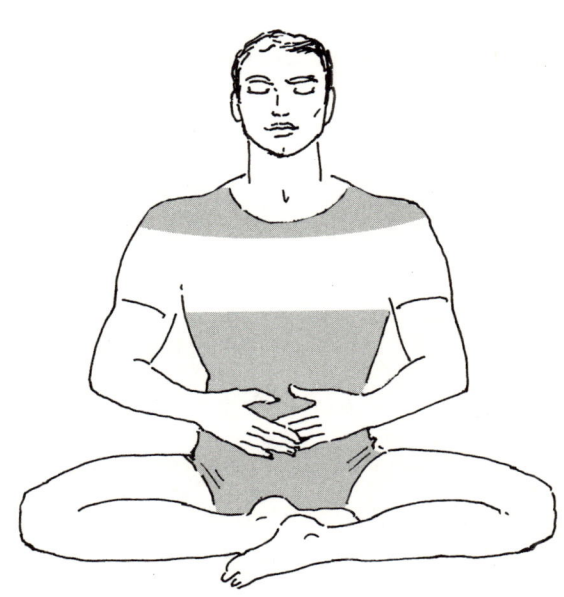

- 당신의 배가 강이라고 상상한다. 강폭이 좁아지거나 폭포가 있거나 하여, 여러 장애물로 물의 흐름이 끊길 수도 있다. 그리고 물길이 넓어지거나 갈라질 수 있는 꾸불꾸불한 강이라고 상상하라.
- 이 장애물, 즉 당신 배의 표면에 조금 단단하게 경직되어 있거나 아픈 부분에 온 정신을 집중시킨다.
- 손으로 배의 모든 부분을 지나며, 천천히 태양 신경총(흉골 바로 아래, 즉 명치)에서 아랫배 방향으로 손을 이동시킨다.
- 금세 따뜻한 기분이 들며, 제1뇌에서 평온함, 자유로운 느낌, 행복감이 생겨날 것이다. 또한 명상은 무의식의 문을 열어놓으며, 어린 시절부터 지금까지 배 안에 새겨진 추억, 감동, 슬픔, 충격, 기쁨을 제1뇌까지 끌어올릴 것이다.
- 집중하기에 좋은 조용하고 외진 공간에 자리를 잡고, 안락의자 혹은 바닥에 책상다리를 하고 편하게 앉는다.

이미 앞에서 말했지만, 나는 제2뇌에서 제1뇌로 추억이 올라가는 이 과정에서 심리치료가 가능할 것이라는 기대를 품은 적이 있었다. 이제, 심리요법 치료를 받고 있는 환자들에게 가르친 복식명상이 치료사들의 작업을 한결 수월하게 해주었으며, 고통의 치유를 더욱 빠르게 해주었다는 사실을 확인하게 되었다.

🌿 복식명상을 매일 1 ~ 2회씩 10분 이상 한다. 복식명상의 첫단계를 넘어, 우리의 배가 손 아래에서 살아 있는 것을 느끼게 되기까지는 분명 몇주가 걸릴 것이다. 다시 한번 강조하지만, 두 뇌가 조화를 이루었을 때에 복식명상의 조건이 더욱 완벽하게 갖추어질 것이다.

제3부
각종 질병을 확실히 낫게 하는 자연 치유법

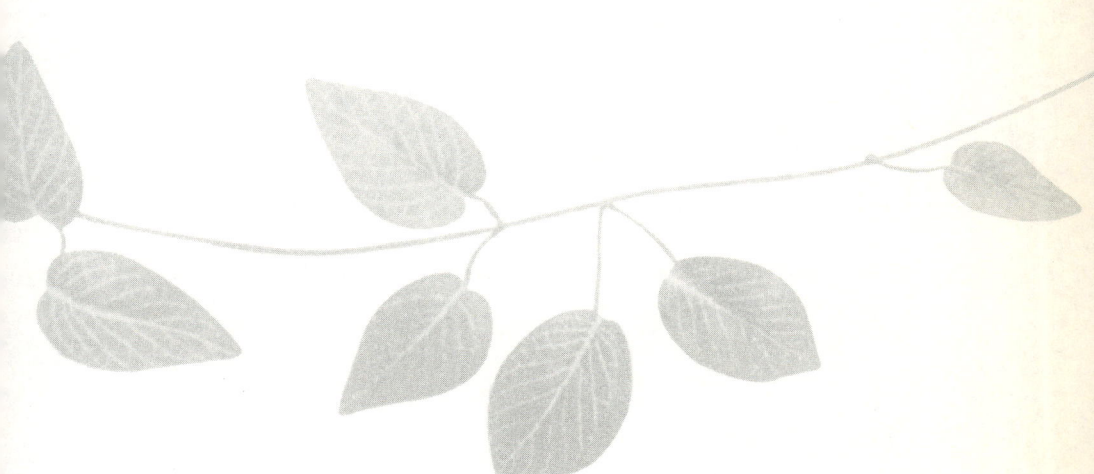

비용과 부작용이 전혀 없는 완벽 가이드

이 책이 제2의 뇌, 즉 배에 대한 새로운 시각과 더불어 우리의 건강과 몸의 균형, 여기에서 오는 행복을 지금까지와 다른 각도에서 바라보는 계기가 되길 바란다.

복식호흡을 하고, 제대로 된 음식을 규칙적이고 천천히 먹으며, 두 뇌의 체조와 함께 즐거운 운동을 하고, 두 뇌의 자가 마사지와 복식명상을 하면, 곧 35년 간의 경험과 통찰을 바탕으로 한 내 '건강법'의 분명한 열쇠를 우리의 손에 쥐게 되는 것이다.

이 장은 우리가 건강한 생활로 나아가기 위한 구체적인 준비를 보다 쉽고 확실하게 도와줄 것이다.

제1원칙

이 장은 삶을 어렵게 만드는 각종 기능 장애에서 우리가 벗어날 수 있도록 도와줄 것이다. 나는 체내 시스템(소화계, 호흡계, 순환계, 신경계, 림프계 등)이나 생체기관, 내외분비선, 근육과 관절 등의 정상적인 기능이, 양적으로 결핍상태에 있거나 약해져 있을 때 기능장애가 온다고 본다.

예를 들어 소화불량, 더부룩함, 등과 어깨의 통증, 무거운 다리, 불면증, 비만, 성 장애, 우울증 등이 해당된다. 이러한 기능 장애는 체내에 생긴 질병과 무관하다. 그러므로 얼마든지 사라지게 하거나 치유할 수 있다.

제 2 원칙

심장병, 신장 질환, 각종 전염병, 바이러스성 질환, 류머티즘성 관절염, 종양 등과 같은 체내 상처와 체내 질환의 경우에도, 나의 치료법은 환자의 상태를 안정시키고, 고통을 완화시켜 병을 치료하는 의사에게 큰 도움을 줄 수 있다.

제 3 원칙

나의 조언을 따르라. 그러면 당신은 기능 장애가 육체의 질환으로 발전되는 위험을 피할 수 있다. 다시 한번 강조하지만, 단절되거나 변질된 제1뇌와의 커뮤니케이션이 복구되면, 당신의 배는 더 큰 비율로 면역세포 — 유해 요소에 대항하는 우리의 소중한 방위군 — 를 만들어내어(생물학자들에 의하면 80% 이상의 면역세포를 배에서 만들 수 있다), 질적으로나 양적으로 건강을 향상시킨다.

    이 장에서는 일부 내용이 겹치는 부분도 있다. 당신이 만약 만성 피로나 불면증을 앓고 있고 체중과다 상태에 있다면, 관련된 부분을 모두 참조하도록 한다.

    기능 장애가 단독으로 일어나는 경우는 드물다. 가령 당뇨병은 거의 체중과다 증상을 동반하며, 등 통증은 수면장애에, 우울증은 성기능에 영향을 미친다. 당신의 문제에 해당되는 항목을 모두 참조하도록 한다. 각 항목에 들어 있는 조언을 보면 앞에서 읽은 나의 치료법을 다시 기억하게 될 것이다.

    나의 조언을 충실히 따르라. 지금껏 환자들이 나의 치료법을 따라 배를 간단하게 치료함으로써, 여러 기능 장애, 우울증, 정서불안증, 자신감 결여 등에서 벗어나는 모습을 수없이 보아왔다.

    이처럼 직접 경험한 사실에 힘을 얻고, 배 건강과 두 뇌의 상호작용에 근거하여 이 책을 썼다. 우리가 이미 걸려 있거나, 걸릴지도 모르는 문제에 대한 항목을 찬찬히 읽고서, 배 건강을 회복할 수 있는 해결책을 찾기 바란다.

공기연하증 (공기 삼킴증)

공기연하증은 위에 지나치게 많은 가스가 차서 발

생하는 것으로 더부룩함, 위경련, 중압감, 위산 과다, 고르지 못한 숨결, 피로감, 때로 심장 통증과 유사한 가슴 부위의 통증 등을 유발한다. 종종 정서불안증이나 신경증, 소극성, 수줍음 같은 감정들이 반복적으로 표출된 결과로 나타난다.

발병 대상은 언제나 빨리 먹고 빨리 마시는 사람들이다.

나의 치료법에 따라 배를 치료하고 제1뇌와 제2뇌를 조화롭게 만들면, 공기연하증 증상은 차츰 사라질 것이다.

복식호흡

몸이 이완된 상태에서 음식물을 천천히 먹을 수 있도록, 식사 전에 나의 복식호흡법을 5회 실시한다(39쪽 참조). 식당에서 밥을 먹는다면 메뉴판을 보면서 앉은 자세로 실시하면 된다. 허리띠가 배를 조이고 있거나 몸을 꽉 조이는 옷을 입었을 경우, 편하게 호흡할 수 있도록 조치를 취한다.

음식물

- 선 자세로, 시끄러운 곳에서 급하게 먹지 않는다.
- 많은 양의 물을 단숨에 마시지 않는다. 특히 탄산음료나 차가운 음료는 피하고, 식사 도중의 음료를 자제한다.
- 낮은 식탁에서 몸을 구부린 자세로 식사하지 않는다.
- 심하게 힘을 쓴 다음이나, 땀을 많이 흘린 상태에서 식사하지

않는다.
- 위가 팽창될 정도로 지나치게 많이 먹지 않는다.
- 입안에 음식물이 있는 동안 말을 많이 하지 않는다.
- 껌을 씹는 것도 공기연하증의 원인이 된다.
- 다음 음식물은 더부룩함을 유발하니 너무 많이 먹지 않는다. : 하얀 강낭콩, 까치콩, 누에콩, 단단한 치즈, 멜론, 붉은색 과일, 식전의 토마토, 포타주(고기, 야채 등을 넣어 진하게 끓인 수프 – 옮긴이), 비엔나 풍의 빵, 꿀, 잼, 전채요리용 샐러드, 달콤한 음료나 탄산수, 흰색 식빵.
- 위에 자극을 주는 음식물을 피한다 : 홍차, 녹차, 커피, 술, 담배……. 특히 공복에는 반드시 피한다.
- 식사를 하루 5회로 나누어 소량으로, 평온한 분위기에서 꼭꼭 씹어 먹는다.

즐거운 운동

공기연하증을 피하려면 반드시 제1뇌를 편안하게 해주어야 한다. 효과적인 방법 중 하나는 매주 2~3차례 지구력 운동을 45분 이상 하는 것이다(110~113쪽 참조).

두 뇌의 자가 마사지

식사 전 복식호흡과 함께, 배 마사지 중에서 가볍게 마사지하기를 실시한다. 배의 윗부분 가운데 갈비뼈 사이, 다시 말해 흉골 하단(태양 신경총)에 공기연하증 지점이 있다. 이 부분을 가볍게 마사지하고 주물러준다. 옷을 입은 채 해도 좋다(131 ~ 135 쪽 참조).

아토피 등 음식물 알레르기

주변에서 쉽게 볼 수 있듯이 알레르기는 갈수록 더욱 흔한 질환이 되고 있다. 각종 통계가 이 사실을 입증해준다. 특히 어린이의 경우 소화 장애, 구토, 습진, 두드러기, 아토피 등의 원인이 되는 음식물 알레르기 유병률은 최근 20년 사이 5배나 증가했다. 호흡기 알레르기의 경우도 마찬가지로 증가 추세에 있다. 여기에 대해서는 천식과 비염 부분을 참조하자(163쪽).

어떤 종류이든 환자가 알레르기 증상이 있다고 하면, 나는 여느 때처럼 배부터 본다. 식습관에 관련된 것이든(알레르기의 대상이 되는 음식물은 수없이 많다), 호흡기에 관련된 것이든(대기오염, 꽃가루, 진드기 등), 또는 증상이 어떠하든 간에(천식, 비염, 습진, 뾰루지, 복통 등) 알레르기는 거의 모든 경우 치유될 수 있다. 배 치료와 나의 7가지 치료법을 따른다면 완전히 없앨 수 있다.

대부분의 알레르기 환자는 항히스타민제의 약품을 복용하는 습관이 있다. 그것이 대개는 효과가 있다. 그렇지만 나중에 치러야 하는 대가를 생각해보기 바란다. 항알레르기 약물치료는 배를 과도하게 산성화하여, 만성 소화불량과 제1뇌에 분명하게 느껴지는 피로감을 유발한다.

알레르기는 언제나 건강하지 못한 배, 다시 말해 장내 박테리아가 무질서한 상태에 있는 경우에 발병한다. 프랑스 국립보건의학연구소가 파리 네케르 병원에서 실시한 연구는, 알레르기성 체질의 메커니즘을 내장 질환의 메커니즘에 연결시켰다.

물론 급선무는 알레르기의 원인을 제거하는 것이다. 하지만 대개의 경우 이것만으로 충분하지 않다. 원인을 제거한 후 바로 장내 박테리아를 정상적인 상태로 만들어야 하며, 제1뇌를 이완시켜야 한다. 그래야만 알레르기에서 완전히 해방될 수 있을 것이다.

음식물

우유를 비롯한 유제품은 수많은 알레르기의 원인이다. 14 ~ 15세 이후가 되면 4명 중 3명이 더 이상 우유 속 단백질을 소화해내지 못한다고 한다. 이밖의 알레르기 원인이 되는 음식에는 달걀, 땅콩, 개암, 호두, 코코아, 몇몇 생선, 밀가루의 질을 높이기 위해 비스킷 재료로 자주 사용되는 루피너스 등이 있으나, 어떤 식품에도 '알레르기 주의'라는 표현은 쓰여 있지 않다.

방부제와 음식물에 넣는 모든 첨가제(가령 섬유질을 먹는 듯한 효과를 내는 이눌린은 버터나 아이스크림, 플레인 요구르트, 시리얼, 잼 등에 들어간다)도 알레르기를 유발하는 것으로 알려져 있다.

이밖에 음식물 알레르기를 일으키는 또다른 요인으로, 빨리 먹는 무질서한 식습관에 의한 입속 음식물의 과도한 산성화, 홍차, 커피, 녹차, 지나친 알코올, 흡연(간접흡연 포함), 정기적인 약물 복용 등이 있다. 또 흰 밀가루로 만든 빵이나 과자를 많이 먹어도 알레르기성 체질이 될 수 있다. 어떤 이들은 치아상태가 좋지 않을 경우(충치)에도 알레르기의 위험이 있다고 경고한다.

단, 적당히 섭취한 알레르기성 음식물로 인하여 심각한 상태가 되었더라도, 그것을 소량으로 나누어 먹으면, 내성이 생겨 알레르기 반응에 저항력이 커질 수 있다는 사실을 기억하기 바란다(동종요법의 원칙). 알레르기 반응을 피하기 위한 나의 조언은, 가능한 한 신선한 자연식을 먹으라는 것이다. 그리고 편안한 분위기에서 천천히, 규칙적으로 식사하라는 것이다.

복식호흡

복식호흡은 알레르기 퇴치에 매우 중요하다. 혈액순환을 좋게 하여 체내에서 음식물이 오래도록 발효되는 것(만성 소화불량)을 막아주기 때문이다. 수시로 복식호흡을 실시한다(39쪽 참조).

즐거운 운동

복식호흡과 함께 운동을 해주면 순환계가 튼튼해지고, 이로써 산소 공급이 잘된 혈액은 배, 간, 내분비선 등 체내의 독소를 몰아낼 수 있다. 알레르기에 민감한 사람은 반드시 운동 전에 몸이 따뜻하게 준비운동을 하고(5 ~ 7분 동안), 운동 후에는 10분간 정리체조를 해준다. 또한 지나치게 옷을 두껍게 입거나, 과도하게 몸을 노출하지 않는 등 일정한 체온을 유지해야 한다. 신체의 기본적인 신진대사를 교란시킬 수 있는 무리한 활동은 알레르기 증상을 확대시킬 수 있으니 피하도록 한다.

두 뇌의 체조

두 뇌의 체조는 복부를 강화시키며, 독소가 쌓여 있는 간과 내장을 자극한다. 따라서 이 체조를 통하여 알레르기 위험을 멀리할 수 있다(119쪽 참조).

복식명상

하루에 한번 이상 실시하도록 한다(139쪽 참조).

정서불안증

불안증을 비롯한 모든 감정 장애(지나친 수줍음, 자신감 결여, 과민성, 예민한 신경증 등)는 배에 나타난다. 모든 감정적인 충격은 제1뇌에 의해 포착, 기록되고 배에 반영된다.

반대로 모든 배 기능의 이상이나 배 질환은 제1뇌에 의해 감정으로 표출된다. 복부로 이어지는 미주신경에 연결되어 있는 뇌신경의 주요 역할이 밝혀지고, 뇌와 배에 양 방향으로 기능하는 신경전달물질에 부여되는 중요성이 점점 커짐에 따라, 여러 정신질환에 미치는 배 역할의 중요성은 더욱 분명해졌다.

배를 치료하면 어린 시절부터 계속되어온 수줍은 성품, 지속적인 긴장감, 콤플렉스 등을 이겨낼 수 있다고 나는 확신한다. 앞에서 말했듯이, 어린 시절에 받았던 심한 충격은 배에 깊이 각인되어 있기 때문이다.

개인적인 얘기지만, 나를 고통스럽게 했던 어린 시절에서 비롯된 불행, 즉 나의 수줍은 성격 같은 문제를 극복해낼 수 있었던 힘도 바로 나의 배를 치료한 덕분이었다. 스트레스 같은 감정은 우리의 생체시계를 교란시킨다. 사람들은 스트레스 해소를 위해 많이 먹거나 아예 먹지 않는다.

이런 경우 배가 1차적 희생양이 되며, 여기서 야기된 거북함은 제1뇌에 전달된다. 의욕이 떨어지고, 수면이나 성생활에 문제가 발생하며(남성의 경우 발기가 힘들고, 여성의 경우 불감증이 올 수 있다), 알레르기적 성향이 증가한다. 그리고 체중이 늘거나 줄어든다. 불안증은 점차 커지고 나아가 우울증으로 발전할 수 있다.

배를 치료하는 것은 곧 에너지를 모아 제1뇌와 다시 조화를 이루고, 정서불안증 등 감정 장애를 몰아내어 결국 좋은 성품과 의욕, 삶의 즐거움을 되찾는 것이다.

복식호흡

우울증의 원인이 되는 정서불안증 같은 심한 스트레스는 모두 복식호흡으로 누그러뜨릴 수 있다.

스트레스를 받는다고 느끼면, 그 즉시 복식호흡을 5회 연속 실시한 다음, 이어서 더욱 깊이, 더욱 부드럽게 다시 5회 실시한다. 배로 숨을 내쉴 때마다 당신 안에 있는 불안증 요인을 하나둘씩 차례로 날려버린다고 상상한다. 나는 이것을 '안티 스트레스 필터'라고 부른다. 하루에 여러 차례 실시한다.

알다시피 스트레스는 심한 복통을 유발하고 심지어 설사까지 일으킬 수 있다. 나의 호흡법은 이러한 기능 장애을 방지해주며, 제1뇌를 이완시켜준다. 또한 복식호흡은 때로 우울증 상태에 이르기도 하는 만성불안증을 쫓아주기도 한다.

음식물

음식물이 불안증에 미치는 영향에 대해서는 이미 입증되었다. 몇몇 교도소의 수감자 1천여 명을 대상으로 실시한 미국의 한 연구에서, 단순 단백질과 산성 음식물, 붉은 고기의 섭취를 줄였을 때 공격적인 성향, 불안증 증세가 누그러진다는 사실이 밝혀졌다.

나의 조언은 다음과 같다.

🌿 매일 아침 항산화성 아침식사(100쪽 참조)를 천천히 먹는다(급

하게 먹을수록 불안증은 심화된다).
- 어떤 형태이든 다이어트는 금물이다. 중추신경 시스템과 배가 비타민 결핍을 견뎌내지 못한다.
- 식사를 거르지 않는다. 안정을 찾기 위해 오전이나 오후에 간단하게 간식을 먹는 것은 좋다. 간식이든 밥이든 언제나 평온한 상태에서 먹는 것이 중요하다.

두 뇌의 체조

신경증이나 불안증의 경우, 배와 뇌의 하모니를 기반으로 한 두 뇌의 체조가 큰 도움이 될 수 있다. 이 체조는 감정제어에 필수적인 요소들을 집결시켜준다. 또한 뇌의 조정을 받으며, 호흡에 의해 조절되고, 배에 의해 활성화된다. 체조를 몇 차례 실시하는 동안, 이 세 요소는 체내 균형과 내적인 안정감을 만들어준다.

과열된 분위기에서 지나치게 격하고 빠른 운동을 실시하여 나타나는 '과자극 상태'는, 한순간 정신적·육체적으로 이완되는 느낌을 줄 수 있지만, 결과적으로 배와 뇌를 피로하게 할 뿐이다. 달리 말하면 엔진이 과열되어 고장난 기계꼴이 되는 것이다.

두 뇌의 체조는 매일 2회 이상 실시하는 것이 좋다(119쪽 참조).

즐거운 운동

각종 불안증을 해소하는데 운동은 큰 장점을 지니고 있다. 선택한 운동을 매회 45분 이상, 일주일에 3번 정도 실시하라. 그러다보면 자신에게서 벗어나는 해방감을 느낄 수 있으며, 모든 감각을 깨워 긍정적인 사고를 할 수 있도록 도와주며, 주변을 둘러볼 수 있는 시각과 여유도 갖게 될 것이다. 이렇게 안정된 제1뇌는 에너지와 낙관주의의 근원인 배와 조화를 이루게 될 것이다.

두 뇌의 자가 마사지

배를 마사지함으로써 당신은 금세 두 뇌를 이완시켜 불안증을 없앨 수 있다. 편안함과 고요함을 되찾는 데에는 손의 힘이 최고이다. 배의 자가 마사지는 모든 신경총을 반죽하듯 깊이 주무르는 동작으로 한다. 배와 머리의 자가 마사지를 번갈아가며 실시할 수도 있다(131쪽 참조). 단 마사지의 모든 동작은 복식호흡의 리듬에 맞추어 실시하여야 한다.

복식명상

날마다 복식명상을 하기 위해 배에 손을 얹음으로써(139쪽 참조), 우리는 에너지의 근원이 살아 있음을 느낄 수 있다. 이때 편안한 마음으로 깊게 호흡하면서, 에너지를 자신의 뇌로 옮겨놓는다고 상상한다. 이 에너지가 잔잔한 물결처럼 머리를 시작으로 등과 가슴, 팔, 다리 등 온몸으로 퍼진다고 생각하는 것이다. 그리고 당신의 마음을 다시 배로 집중시킨다.

천식과 비염, 기타 이비인후과 질환

호흡기능은 우리가 먹는 음식, 즉 우리의 배에 관련되어 있다. 지난 호흡기병학 세계대회에서, 몇몇 식습관과 음식물이 폐와 기관지에 미치는 위험과 효능이 밝혀졌다.

천식, 알레르기성 비염 등 이비인후과 질환(기관지염, 인후염, 재채기 등)은 그 원인이 어떤 것이든(난방기나 에어컨에 의한 화학적 오염물질, 곰팡이, 진드기, 꽃가루, 동물의 털과 같은 생물체에 의한 오염물 등) 간에 음식물과 중추신경 시스템(제1뇌)의 상태와 밀접한 관계에 있다.

알다시피 만성적인 스트레스는 지나친 음주나 흡연과 마찬가지로, 천식을 유발하거나 악화시킬 수 있다. 이러한 현상은 남성보다 호흡 능력이 약한 여성에게 더 두드러지게 나타난다.

나는 만성적 소화불량을 해소하고, 장내 박테리아를 보강함으로써 비염과 인두염 같은 이비인후과 질환, 천식 등의 증상을 호전시키거나 완전히 낫게 했다. 그리고 환자들에게 나의 7가지 기본 치료법을 계속 실시하게 함으로써 좋아진 상태를 유지하도록 도와주었다. 어린아이들의 경우(천식은 가장 널리 퍼진 만성질환이다), 지나치게 단 간식(음료, 과자, 잼 등)을 많이 먹은 뒤 여러 이비인후과 질환이 나타나는 것을 관찰할 수 있었다.

나는 단 간식 대신 밀기울빵과 신선한 과일로 만든 샌드위치를 먹게 함으로써 감기나 이비인후과 질환을 낮게 했으며, 또한 천식 증세를 호전시켜 약물복용을 줄일 수 있었다.

음식물

거의 모든 다이어트는 영양 결핍 상태를 만들어 체중이 줄게 만든다. 이와 같은 영양불량과 체중감소는 바로 호흡기능 부전의 원인이 될 수 있다. 이 가정으로 본다면, 다시 체중을 적절히 늘렸을 경우 호흡계의 근육조직이 좋아진다는 논리도 성립된다.

반면 비만증 환자는 천식에 잘 걸린다.

호흡기능을 향상시키기 위해서 다음 사항은 매우 중요하다.

- 규칙적으로, 천천히, 평온한 분위기 속에서 식사할 것. 몰래 단 군것질을 하고 식사를 거르는 청소년들은 호흡기 질환에 걸릴 가능성이 훨씬 높다.
- 호흡기 질환의 발병을 증가시키는 다음의 식품은 피한다. 기름에 절인 생선, 숙주, 코코아, 유제품, 달걀, 해산물, 부드러운 치즈, 구운 버터, 땅콩, 흰색 밀가루, 말린 과일.
- 녹색 채소와 과일(비타민 C · E, 베타카로틴)은 호흡기 질환을 예방해주는 효과가 있다. 영국에서 실시된 한 연구는 사과의 효능을 강조한다. 일주일에 5개의 사과를 먹으면 호흡량이 140ml 증가한다.

복식호흡

흉곽이 확대되도록 숨을 깊이 들이마시고 내쉬면, 호흡기능 장애의 위험을 현저하게 감소시킬 수 있으며, 알레르기에 대한 방어력을 증가시킬 수 있다. 콧속 점막에 혈관을 생성시켜 불순물을 걸러낼 수 있기 때문이다. 특히 여성은 폐경기가 지나면 남성보다 천식에 더욱 걸리기 쉽다.

복식호흡은 신경계를 진정시킴으로써 특히 호흡기 질환의 근원이 되는 불안증, 신경증, 수줍음, 과민성격 등을 방지해준다. 가능하면 매 시간마다 5회씩 실시한다(39쪽 참조).

즐거운 운동

운동은 천식을 비롯한 그밖의 호흡기 질환에 맞서 싸우는데 탁월한 동반자이다. 순환계를 강화하고, 내외분비선과 생체기관을 자극하며, 체내의 독소를 몰아내고, 면역력을 향상시킨다. 하지만 운동 시작 전후 몸을 따뜻하게 하는 체조를 하지 않은 상태에서 무리하게 힘들여 운동할 경우, 호흡 부족, 내인성 천식(기도 감염, 운동, 정서불안, 기후 및 습도 변화 등이 천식을 유발시키거나 악화시키는 경우인데, 주로 성인형 천식에서 흔히 볼 수 있다 - 옮긴이)에 걸릴 수 있다. 운동을 즐겁게 하려면 자신에게 맞는 적절한 속도와 강도로 해야 한다. 호흡상에 문제가 있다면 수영이나 산보가 좋다.

두 뇌의 체조

두 뇌의 체조는 복부근육을 강화함으로써 배의 지나친 산성화를 예방하고, 호흡기 알레르기의 원인이 되는 만성 소화불량을 치료해 준다. 살이 물렁물렁하거나, 부풀고 경련이 있는 배는 호흡기 알레르기의 근원이 된다.

두 뇌의 자가 마사지

배와 가슴을 마사지함으로써, 제1뇌를 편안하게 해주며, 자오선과 신경총을 자극하고, 호흡기 질환을 이겨내는데 매우 유용한 에너지를 보충할 수 있다.

복식명상

천식 발작시, 복식명상을 하면 가쁜 숨과 이로 인해 발생하는 피로감을 풀어줄 수 있다(139쪽 참조).

암

인간의 면역세포 가운데 70 ~ 80%는 배에서 만들어지며, 알다시피 다른 여러 요인 가운데서도 특히 면역력 감소는 암종양의 원인이 된다. 따라서 암의 발병이나 치료, 치유(오늘날에는 어떤 종류의 암이든 50% 이상 치유된다) 등에서 배의 중요성은 아무리 강조해도 지나치지 않다.

나는 부풀어 있고 통증이 심한 배를 치료하여 수많은 암 환자들이 항암 치료를 견뎌내고 의욕을 되찾아, 다시 정상적인 생활을 할 수 있도록, 그리고 암을 극복하도록 도와주었다.

앞으로 현대적 의술과 위생적인 생활, 배 치료를 더욱 밀접하게 연결시킨다면, 암 퇴치에 더욱 좋은 결과를 얻을 수 있을 것이라고 생각한다.

음식물

암의 발병이나 치료에 있어, 배와 음식물 역할에 대한 도서와 과학적 연구 결과는 무수히 많다. 선진국 시민이 걸리는 암 가운데 30%는 식생활 요인에 관련되어 발생하는 것으로 추정된다(리볼리 Riboli 박사의 지휘 아래 발암과 영양의 관계를 조사한 유럽 10개국 공동연구팀의 연구분석 결과, 10개국의 암환자 50만 명 가운데 15만 여명이 그런 것으로 나타났다).

77 ~ 82 쪽에서 제시한 바와 같이 과일과 채소를 많이 먹고 음식물을 고루 섭취하면, 분명 암의 발병 위험을 크게 줄일 수 있다.

특히 피해야 할 음식

🌿 신체를 산화시키는 유해산소 성분의 음식 : 고기, 생선, 소시

지, 바비큐 식으로 구운 감자 등의 탄 부분.

몽펠리에의 암전문 교수 앙리 주아이유(Henri Joyeux)는 "바비큐로 구운 고기는 담배 여러 개비와 똑같은 발암 효과를 갖고 있다"고 말했다.

- 재사용하는 기름, 구운 버터, 곰팡이나 살충제가 남아 있을 수 있는 농익은 과일.
- 흰색 밀가루로 만든 음식물 : 식빵, 피자, 시리얼.
- 염소 치즈를 제외한 유제품의 지나친 섭취 : 지나친 칼슘 섭취는 비타민 D를 파괴한다.
- 영양보조식품은 우선 긍정적인 효과를 가져다주지만, 지나치면 정반대의 역효과를 가져올 수 있다.

반면에 배가 건강하고 다음의 음식물을 선호한다면 암의 위협을 멀리할 수 있다.

- 숙주, 브로콜리, 양파, 꽃상추, 셀러리, 쌀, 참깨, 이집트 콩, 까치콩, 블랙 초콜릿 등(97~99쪽의 항산화물 도표 참조).

복식호흡

복식호흡은 혈액순환을 원활하게 해주기 때문에 배의 면역세포 생산력을 증가시키고, 뇌와 조화를 이루며, 정신을 이완시켜줄 수 있다. 암예방에 분명한 효과가 있으며, 치료에도 상당한 효과가 있다. 또한 현재로서 명확한 설명은 불가능하지만, 상당히 빠른 속도로 독소를 제거해주는 효과가 있어, 종양이 악성으로 발전하는 것을 제지할 수 있으리라 생각된다.

두 뇌의 자가 마사지

주무르고 부드럽게 두드리기(136쪽 참조)의 동작을 통해 어느 정도 경련을 누그러뜨려, 배를 편안하게 하고 자율신경계를 정상화시킬 수 있다.

즐거운 운동

운동은 환자로 하여금 병으로 인해 발생하기 쉬운 우울증을 극복해내고, 자율신경계와 신경근육조직 약화에 대항할 수 있게 도와준다. 암은 언제나 심신의 전체적인 피로감을 동반하기 때문에 적절한 강도의 운동은 매우 중요하다. 또한 운동이 면역력을 높인다는 점에서 볼 때 운동의 역할은 더욱 소중하다.

복식명상

앞서 설명한 바와 같이(139쪽 참조), 복식명상은 암세포의 등장이나 치유를 좌우하는 모든 심리적인 요소들에 중요한 역할을 담당한다. 암 같은 질환에서 환자의 심리적 요소의 중요성은 모든 전문가가 인정하는 바이다. 어떤 강렬한 감정을 갖게 된다거나 '정신적인 태도'가 적극적으로 바뀐 후, 암증세가 저절로 호전되고 나아가 치유되는 경우도 있다. 배를 집중적으로 치료하면, 치료의 효과가 더욱 커져서 암 치료에 일조할 수 있다.

셀룰라이트

　　셀룰라이트의 원인은 다른 어떤 곳도 아닌 바로 배에 있다. 셀룰라이트를 없애고 결합조직에 침투해 있는 지방 덩어리의 부피를 줄일 수 있는 유일한 방법은, 배를 건강하게 만듦과 동시에 제1뇌에 휴식을 주는 것이다.

　여성의 경우 셀룰라이트는 주로 허리와 엉덩이, 넓적다리 바깥쪽(마치 승마바지처럼)이나 안쪽, 팔에 집중적으로 생긴다. 남성의 경우는 배와 목, 목덜미에 많이 생긴다. 셀룰라이트는 반드시 체중과 비례하여 발생하지는 않는다. 마른 체격이어도 생길 수 있다는 얘기이다.

　셀룰라이트는 언제나 소화·흡수 작용을 교란시키고 체내 찌꺼기를 축적되게 만드는 자율신경계의 기능 장애에서 비롯된다. 독소가 체내에 축적되면 신체는 만성적인 중독상태에 놓일 수 있다. 내장의 피가 음식물에서 영양소를 흡수함과 동시에 독소도 흡수하여, 혈관조직이 별로 없는 체내의 약한 부위에 옮겨놓기 때문이다. 바로 이런 과정을 통해 셀룰라이트가 생기는 것이다! 한편 셀룰라이트는 거의 모든 경우 제1뇌에 문제를 일으킨다(정서불안증, 신경증,

과민성).

셀룰라이트의 치료법(주사 치료, 과다한 피하지방의 흡입 채취, 림프관 제거술, 날씬해지는 크림 등)은 거의 모두 효과가 없으며 때로는 위험하기까지 하다. 기적 같은 셀룰라이트 제거 식이요법도 마찬가지이다.

음식물

배의 건강을 좌우하는 음식물이 셀룰라이트를 없애는 데도 중요한 역할을 한다.

천천히, 평온한 분위기에서 먹는다. 간관, 쓸개관, 총담관에 문제를 유발할 수 있으니, 절대로 식사를 거르지 말고 군것질을 피하도록 한다. 또한 장기적으로 볼 때 어떤 다이어트도 효과가 없다는 점을 명심한다.

내 치료의 첫번째 목적은 환자를 안심시키면서 제1뇌를 평온하게 해주는 것이다. 나는 환자들이 먹는 음식물의 내용을 일체 바꾸지 않는다. 단지 각 음식물의 양을 줄이고, 건강에 좋지 않은 음료를 금하며, 1회분 식사 내용의 순서나 하루 식사의 순서를 바꿈으로써, 놀라운 효과를 계속 얻을 수 있었다.

이로써 배 건강에 나쁜 제1뇌의 좌절감을 피할 수 있었다. 셀룰라이트를 치료해본 나의 경험에 의하면, 특히 여성 환자들의 경우, 음식물을 먹는 유형에 따라 크게 세 부류로 나눌 수 있다.

1. **단 음식을 좋아하는 사람**　달콤한 음식을 아예 금하는 것이 아니라 먹는 양을 절반으로 줄인다.
2. **미식가**　아무것도 바꿀 필요 없다. 음식에서 얻는 즐거움을 계속 간직한다(복식호흡을 하면 쉬울 것이다).
3. **커피, 차, 술, 담배 없이 못 사는 사람**　이것들의 양을 점진적으로 줄이면서, 갖가지 음식의 맛을 음미하고 사랑하는 법을 익히도록 한다. 그렇게 하면 제1뇌에 평안을 줄 수 있다. 가령 커피는 속이 든든할 때에만 마시도록 한다. 그 어떤 술보다 양질의 포도주 한잔이 좋으며, 크림 과자보다 블랙 초콜릿이 든 과자가 좋다.

복식호흡

복식호흡은 제1뇌를 이완시키면서 사고에 여유를 주고, 올바르게 음식물 선택을 할 수 있게 도와주며, 군것질을 피하고 규칙적으로 천천히 먹는 습관을 갖는데 일조한다. 정신적 에너지를 주어 속이 더부룩한 느낌이 들지 않도록 먹는 음식량을 줄일 수 있으므로, 장기적인 관점으로 보면 셀룰라이트를 줄이는데도 도움을 준다(39쪽 참조).

즐거운 운동

운동은 제1뇌를 이완시킨다. 특히 순환계와 자율신경계 림프관을 비롯한 모든 체내 시스템을 자극하고 강화한다. 이로써 혈액순환이 원활해지면 독소가 제거된다. 단 45분 이상 일주일에 2 ~ 3차례 지구력 운동을 하지 않으면, 셀룰라이트를 완전히 없애는 이 일은 불가능하다(106쪽 참조).

두 뇌의 체조

이것의 목적은 신체의 모든 부분을 다져주는 것이다. 특히 배의 근육을 키워 건강을 되찾도록 하기 위함이다. 어떤 셀룰라이트도 매일 하는 두 뇌의 체조에는 견뎌내지 못할 것이다(119쪽 참조).

두 뇌의 자가 마사지

자가 마사지를 하면 배의 피부에 쌓여 있는 물질을 제대로 느낄 수 있다. 그 부위를 마사지하면 배 부위의 뭉친 살들이 사라질 뿐만 아니라, 동시에 넓적다리, 엉덩이, 팔 등의 뭉친 살들도 더불어 줄어드는 것을 확인할 수 있을 것이다(131쪽 참조).

복식명상

체중 증가나 셀룰라이트에 맞서 싸우는 데에는 정신적 평온이 중요하다. 복식명상은 두 뇌를 조화롭게 해줌으로써, 셀룰라이트를 없애는데 필수적인 힘이 된다. 몸과 마음이 평온한 상태에 이르는 것을 도와준다(139쪽 참조).

대장염

　　　　　　대장의 점막에 염증이 생기는 병으로, 스트레스나 신경증, 정서불안증, 과민성이 있을 때 악화된다. 잘못된 식습관이나 과식 등이 원인인 경우가 흔하다. 대장염에 걸리면 대장의 점막에 궤양이 생겨, 각종 감염 요인(기능 장애 등의 질환 요인)이 쉽게 침입한다.

　　대장염에는 경련, 더부룩함, 피로감, 변비를 동반하는 고통스러운 대장염과, 단순히 피로하거나 신경증 혹은 과민성의 상태만 유발하며 경고신호를 보이지 않고 진행되는 무통증 대장염, 이렇게 두 가지가 있다.

　　대장염 환자 가운데 정신적으로나 육체적으로 안정되어 있는 사람을 본 적이 없다. 대장염은 두 뇌의 부조화 결과이기도 하지만, 지속적으로 두 뇌의 조화를 깨뜨리는 요인이 되기도 한다.

　　대장염은 면역력을 떨어뜨린다. 장내 음식물이 영구적으로 발효하게 만들고, 소화와 흡수 속도를 더디게 만들어 장기적으로는 만성 소화불량을 유발한다.

　　우리의 대장은 U자형 급커브가 있는 꾸불꾸불한 길 모양을 하고 있다. 이때 음식물의 발효가 굴곡 부위에서 이루어진다면, 여느 경우보다 훨씬 더 오래 머물게 되어 점막에 무리를 주고 장의 다른 부분마저 중독시킨다. 지나친 운동이나 무리한 노동, 혹은 엄청난 감정적인 충격을 받게 될 경우, 대장의 굴곡 부위는 지나친 음식물의 발효와 더불어 수축되는데, 이것이 모든 소화작용을 둔화시키며 혼동을 야기할 수 있다.

정상적이라면 3시간 걸리는 소화시간이 배로 늘어날 수 있으며, 이로 인해 피로감과 변비, 셀룰라이트가 발생하게 된다.

대장의 점막에 위치한 혈액은 비타민이나 미네랄 등 중요한 영양분을 독식하며, 전염성 요소들도 흡수하여 내분비선이나 생체기관(간, 신장, 부신)을 감염시킨다. 류머티즘 증세가 있는 경우에는 관절의 염증이 더 많아질 것이다.

대장은 제2뇌의 중심이다. 모든 인류의 건강이 바로 이 대장이 제대로 기능하는가에 달려 있다고 해도 과언이 아니다. 나는 대부분 질환의 시발점이 대장이라고 확신한다. 나의 치료법을 통해 수많은 기능 질환 치료에도 굉장한 효과를 보았으며, 기타 질환 치료에 큰 도움을 줄 수 있었다.

대장염을 치료하는 것은 매우 쉽다. 몇 가지 식습관을 바꾸고, 생활리듬을 바꾸며, 두 뇌가 조화를 이룰 수 있도록 몸을 이완시키는 법을 제대로 배우면 된다.

복식호흡

복식호흡은 제1뇌를 이완시키면서 제2뇌를 편안하게 해주므로,

대장염 치료에 직접적인 영향을 끼친다.

식탁에 앉기 전에 나는 복식호흡을 실시한다(39쪽 참조). 신경이 날카로워지거나 기분이 언짢을 때에도 실시한다.

두 뇌의 체조

대장염을 앓고 있으면서 과도하게 복부운동을 하는 것은 절대 금물이다. 대장에 염증이 있는 상태에서 복부근육을 움직이면 추가로 문제를 유발하여 대장염을 지속시키고 나아가 악화시키기도 하며, 심지어 열공 탈장(hiatus hernia)이나 서혜부(치골부의 양쪽에 있는 세모꼴의 범위를 이름 – 옮긴이) 탈장(inguinal hernia)을 일으킬 수도 있다.

천천히 부드럽게 움직이는 두 뇌의 체조 동작 가운데 배에 관련된 모든 동작을 실시한다. 대장염이 사라지는 순간부터, 당신은 자유자재로 복부를 움직일 수 있고, 이내 평온과 기운, 평편한 배를 되찾을 수 있을 것이다(119쪽 참조).

음식물

- 식사할 때 지나치게 많은 양을 너무 빠른 속도로 먹지 않는다. 불충분한 저작 작용(씹는 작용)은 대장염에 걸리기 쉬운 환경을 만든다.
- 아침식사를 절대로 거르지 않는다. 가볍게라도 먹는 습관을

들이자. 위는 규칙적인 시간(당신이 세끼를 먹는다면 하루 3번)에 매우 강한 소화액을 분비한다. 이때 음식물이 들어가지 않으면 위액은 위벽을 공격하며, 간관과 쓸개관, 총담관, 유문에 문제를 일으킨다. 장에서는 음식물이 비정상적으로 발효되어 이 상태가 지속되면 대장염에 걸릴 수 있다.

- 빈속에 자극적인 음식물을 먹지 않는다. 가령, 차나 커피(커피 우유도 마찬가지), 말린 과일, 맥주나 과일주, 단 음료, 과일 주스와 같은 자극성 음료, 튀긴 음식, 피망, 고춧가루, 양념이 강한 음식, 또는 야채수프, 소스를 넣은 요리, 비엔나 풍의 빵과 같이 더부룩한 느낌이 드는 음식, 구운 버터, 흰색 빵, 식빵, 비스킷, 연성 치즈, 지나치게 많은 양의 생야채는 피하는 게 좋다.

- 하루에 2리터 정도의 물과 마편초 차 혹은 로즈마리 차를 조금씩 나누어 마신다.

- 감정적으로 충격받은 상태나, 기분이 언짢은 상태에서는 차라리 식사를 하지 않는 게 좋다.

즐거운 운동

- 즐겁게 할 수 있는 운동을 규칙적으로 한다. 힘쓰는 운동은 경련을 일으키며 장내 음식물의 발효를 가속화할 뿐이다.
- 배에 한기가 들지 않도록 주의하며, 큰 보폭으로 걸음을 걷거

나 수영을 한다. 지구력 운동을 부드럽게 규칙적으로 해주면, 장내 음식물의 지나친 발효를 막을 수 있으며, 나아가 대장염을 치료할 수 있다.

두 뇌의 자가 마사지

소화가 진행되는 시간을 피해, 배꼽 아래에 있는 소장과 결장 부위(상행 결장과 하행 결장)를 마사지해준다(131쪽 참조). 하루 2번씩 해주는 것이 좋다.

복식명상

복식명상은 대장염에 내재된 통증과 경련을 제대로 느낄 수 있도록 해준다. 그것은 치유되지 못한 어린 시절의 충격들일 수 있다. 잠시 후면 당신의 배가 다시 활기를 되찾는 기운을 느낄 수 있을 것이다(139쪽 참조).

변비

변비의 원인은 무수히 많다. 우선 순전히 신체적인 원인일 수 있다. 특히 섬유질이 부족하면 장내 음식물이 지나치게 발효하거나 마른 변을 보게 되며, 장이 산성화되어 장벽에 무리가 생긴다. 또 제1뇌에 원인이 있는 것으로, 어린 시절의 정신적 충격이나 공포감(지나친 억압, 부모와의 충돌 등), 일상생활의 압박감과 관련이 있다. 늘 앉아 있는 생활이나 아침부터 어긋나는 하루 스케줄, 불규칙한 식사, 다이어트가 변비의 흔한 원인이다.

나의 지도를 따르면 변비를 완전히 치료할 수 있다. 35년 동안 환자들을 치료하면서 한번도 실패한 적이 없었다.

복식호흡

변비 치료는 몸과 마음의 긴장을 푸는 방법을 배우는 것이라고도 할 수 있다. 이 치료에는 복식호흡법이 적격이다(39쪽 참조). 특히 신경이 날카롭거나 스트레스를 받는 경우를 포함하여, 복식호흡을 규칙적으로 해준다. 우리의 두 뇌를 조화롭게 해주는 것이 복식호흡의 특징이다.

두 뇌의 체조

변비에 걸리면 배가 더부룩하고 부풀어 있기 마련이다. 배가 평편해지고 건강을 되찾게 되면 자연히 변비도 치료된다.

아침저녁으로 음식물이 소화되는 시간을 피해 3~4분 동안 복부운동을 해준다(119쪽 참조). 절대로 무리하면 안 된다.

음식물

🌿 자리에서 일어나자마자 아침식사를 하지 않도록 한다. 잠이

깨면 몸을 움직여 간관과 쓸개관을 자극시켜야 한다.
- 가벼운 아침식사를 한다(102쪽 참조). 절대로 텔레비전을 보면서 먹지 않는다. 평온한 분위기에서 천천히 먹는 것은 매우 중요하다(모든 식사에 해당된다). 그리고 오렌지 1/3, 자몽 1/3, 레몬 1/3을 함께 즙내어 천천히 마신다(변비가 없어지면, 이 음료보다 소화가 더 잘 되는 제철 과일을 이용한다).
- 아침식사중 티스푼 하나 정도의 올리브 유를 삼킨다.
- 식사 후 커피나 차를 마시면 소화에 도움이 되며 배변도 쉬워지지만, 빈속에 많은 양의 블랙커피나 여러 잔의 차를 마시면 정반대의 결과가 나타난다.
- 매일 1.5리터 이상의 물을 마신다. 가령 미네랄 워터, 야채수프, 몸과 마음을 편안하게 해주는 차 ……
- 완화 효과가 있는 차를 마시거나, 변비약을 복용하는 것은 특별히 주의한다. 장의 점막을 자극하며 장벽을 튼튼하게 해주지만, 장기적으로 복용할 경우 미량원소와 미네랄이 손실될 수 있기 때문이다.
- 좌약은 인공적 윤활제 역할을 하지만, 장의 점막을 마르게 하고 자연적인 배변능력을 무력화시킨다.
- 과자류나 꿀, 잼, 비엔나 풍의 빵, 밀가루 음식(흰색 식빵, 마른 비스킷, 케이크, 피자), 튀긴 요리, 구운 버터, 돼지고기 가공식품, 연성 치즈 등은 많이 먹지 않는다.

🌿 익힌 음식이든 날 음식이든 섬유질이 풍부한 녹색 채소를 적당량 규칙적으로 먹어준다(87쪽 참조).

🌿 생야채나 과일을 지나치게 많이 먹으면 섬유질 과잉으로 장이 비정상적으로 부풀어 장의 점막에 무리를 준다. 그리고 장내 음식물 발효가 지나치게 되어 변비를 유발할 수 있으며, 경우에 따라 치질에 걸릴 수도 있다.

🌿 섬유질이 풍부한 다이어트 식품은 피한다(잡곡빵, 시리얼, 알약……). 기대했던 효과를 얻기는커녕, 배에 가스만 차기 십상이다.

🌿 저녁은 가볍게 먹어 간에 무리를 주지 않는 것이 좋다.

즐거운 운동

매일 1시간씩 또는 30분씩 2회, 큰 보폭으로 빠르게 걷거나 자신이 좋아하는 지구력 운동을 한다(114쪽 참조). 꼼짝 않고 앉아만 있는 것은 올바른 배설에 이롭지 못하며, 장이 게을러지도록 만든다. 움직이는 것이 좋다.

두 뇌의 자가 마사지

🌿 가볍게 아침식사를 한 후 이를 닦고 잇몸을 마사지한다(2분 동안). 그렇게 하면 중추신경계를 이완시킬 수 있으며, 배(제2뇌)에도 영향을 미쳐 음식물 소화가 쉬워진다.

- 변의가 없더라도 화장실에 간다. 아침마다 장을 비우는데 시간을 할애하지 않으면 변비에서 벗어날 수 없다.
- 복부를 시계 방향으로 부드럽고 깊게 마사지하고, 배의 셀룰라이트 덩어리를 반죽 주무르듯 만지고 마사지한다. 아침식사와 저녁식사 전 2 ~ 3분간 실시한다(131쪽 참조).

우울증

　　　　　　우울증은 일종의 정신질환으로 머리에 그 원인이 있다. 하지만 제2뇌인 배에도 원인이 있다. 두 뇌는 미주신경 및 신경전달물질과 간세포를 매개로 언제나 밀접한 관계를 유지하며 작용한다. 모든 것에 혐오감이 들고 아무런 의욕이 없는 상태, 집중력의 부족, 정서불안증, 우울하고 순간순간 공격적으로 돌변하는 고통스러운 상태에 빠져들 경우, 더욱 그러하다는 사실이 과학적으로 입증되었다.

　이러한 측면은 특히 청소년에게 두드러지게 나타나, 병적인 거식증이나 포식증 같은 식습관으로 표출된다. 이런 신호에 부모들은 유의해야 할 것이다.

　배는 또한 여러 가지 감정의 본부이기도 하다. 배 건강은 우리 정서와 연결되어 있다. 만약 제1뇌의 상태가 좋지 못하면 배는 고통을 호소한다.

반대로 배에 경련과 통증이 있고, 상태가 좋지 못하면 그 영향은 즉각적으로 제1뇌에 전달된다. 심한 거부감이나 실망감, 강렬한 어떤 감정이든 모두 배에 연결되어 있다. 또한 소화가 힘들고 고통스러우면, 제1뇌에 영향을 미치게 되어 있다. 정신적인 문제가 발생하면, 두 뇌는 긴밀한 관계에 놓여 있는 것 이상으로 마치 완전한 한 개체처럼 움직인다.

우울증은 흔히 성 장애와 가슴 통증, 두통, 체중 문제, 등 통증, 식욕부진, 전체적인 피로감을 유발한다. 부정적인 사고는 배의 기능을 짓누른다. 우울증 환자에게 육신은 더 이상 존재하지 않는 것이나 다름없다. 두 뇌의 연결고리는 완전히 단절되고, 배는 뇌와의 접속을 잃은 채 병에 걸린다.

이러한 전제하에서 보면, 우울증을 치료하기 위해 먼저 배를 건강하게 만들고, 두 뇌 사이의 커뮤니케이션을 영구적으로 복원시키는 것이 매우 중요하다. 조만간 머리와 배를 함께 고려하는 차세대 정신치료법이 널리 보급되면, 우선적으로 항우울제 복용을 제한하고 재발을 방지할 수 있으리라 믿는다. 프랑스 사람들은 항우울제를 세계에서 가장 많이 복용한다. 이 심각한 문제의 해결책은 어쩌면 의외로 간단할지도 모른다.

음식물

영양분은 현재까지 모두 밝혀지지 않은 매우 복잡한 메커니즘에 의해 뇌와 정신의 신경화학물질을 변화시킨다.

지나치게 기름지거나 너무 달지 않은 음식물을 다양하게 섭취하면, 배는 그 어느 때보다 우리의 사기를 높이는데 도움을 준다.

세로토닌과 노르아드레날린 같은 신경전달물질은 음식물 섭취를 조절하는데 특정한 역할을 한다. 우울증 상태는 어떤 사람의 경우 질서 없이 내키는 대로 먹는 식습관을 유발하고, 혹은 식욕을 줄어들게 만든다(때로 거식증에 이르기도 한다).

- 몇몇 음식은 자연적으로 항우울제의 효과가 있다. 이 음식에는 신경전달물질의 전구체인 아미노산이 들어 있어서 먹으면 기분이 좋아지고 편안해진다.
- 탄수화물은 안정감과 즐거운 느낌을 주어 우울증에 효과적이다. 과자나 비엔나 풍의 빵처럼 살이 찌게 만드는 음식은 피하고, 면류, 쌀, 전분질 야채, 말린 채소를 먹는 것이 좋다.
- 단백질 음식은 부신피질의 코르티손을 생산함으로써 기분에 지대한 영향을 미친다.
- 지방 음식은 즐거운 감정에 영향을 미치지만, 너무 기름진 음식은 집중력 감퇴와 식곤증을 유발할 수 있다.
- 맥주의 효모, 밀의 싹, 녹색 채소, 말린 채소, 말린 과일, 미네랄 워터와 블랙 초콜릿에 함유된 마그네슘도 효과적이다.
- 셀레늄은 필수불가결한 미량원소이다 : 달걀, 해산물, 호두, 유제품, 하얀 살코기, 가금류.

- 칼슘은 자연적인 진정제로서 기분이 좋아지게 해준다 : 우유, 치즈, 신선한 버터, 달걀, 향채, 신선한 채소, 말린 채소, 해초, 생선, 갑각류, 미네랄 워터.
- 비타민 B₆도 우울증을 억제하는데 도움을 주는 소중한 지원군이다 : 맥주의 효모, 밀의 싹, 바나나, 생선, 녹색 채소, 기름기 없는 고기 등.

즐거운 운동

운동은 페닐에칠아민(phényléthylamine)의 생산을 증가시킴으로써 항우울의 효과를 낸다(영국 스포츠의학 잡지 『British Journal of Sports Medicine』에서 실시한 연구가 이러한 가정을 뒷받침해주었다). 이 신경전달물질은 신체 에너지와 기분, 집중력 조절에 영향을 끼친다. 운동선수들이 느끼는 행복감(행복의 물질 엔돌핀) 형성에도 역할을 한다.

시간마다 복식호흡을 함으로써 엔돌핀의 긍정적인 효과를 느낄 수 있을 것이다(39쪽 참조). 또한 우리가 즐거움을 느낄 수 있다는 전제하에 매일 30분씩 편한 속도로 달리거나, 한 시간 정도 빠르게 걷는다든지 수영을 하는 것도 좋다(106쪽 참조).

운동을 시작하면 처음 며칠 동안은 매우 힘겨울 것이다. 가족이나 친구, 어린아이 등 누군가와 함께 운동하면 도움이 될 수 있다. 하지만 며칠이 지나면 엔돌핀이 작용하여, 우리는 몸과 마음이 더 나아졌음을 느낄 수 있으며, 운동을 계속하고 싶어질 것이다. 제일 중요한 것은 바로 첫걸음이다.

두 뇌의 자가 마사지

우리는 두 손으로 배와 머리에 가벼운 마사지를 하는 것으로 우울증에 맞서 싸울 수도 있다(131쪽 참조). 마사지가 사라졌던 배와 머리의 접속을 다시 복구시켜줄 것이다. 이렇게 만들어진 행복감이 우리가 이완상태에 이르도록 도와줄 것이며, 이로써 우리는 내적인 평화를 되찾게 될 것이다.

복식명상

생각을 배로 집중시키면 부정적인 사고의 악순환에서 벗어날 수 있다. 복식명상을 10분 동안 하루 4 ~ 5회씩 몇주 정도 실시하면, 우울증적인 성향이 사라질 수 있다(139쪽 참조).

당뇨병

전염병처럼 불어나는 당뇨병 환자수의 증가(최근 10년 동안 유럽의 당뇨병 환자수는 2배로 증가했다)는, 특히 잘못된 식습관으로 인한 배의 이상에 관련이 있다. 프랑스에서만 매년 200만 명의 성인이 이 병으로 치료받고 있다.

더욱 심각한 것은, 수많은 성인뿐 아니라 어린이들이 당뇨병에 걸렸다는 사실을 자각하지 못한다는 것이다(이들은 약 8만 명 정도로 추정된다). 이것은 당뇨병이 과체중과 약간의 피로감 및 잦은 요의 외에는 별다른 증상을 나타내지 않기 때문이다.

50대 무렵이면 여성은 폐경기를, 남성은 전립선 문제를 생각하게 된다. 그리고 신장부전이나 실명, 다리 동맥염, 순환계 질환과 같이 돌이킬 수 없는 심각한 합병증이 나타났을 때에야 비로소 우리는 병원을 찾는다.

가족 중에 당뇨병 환자가 있는 경우라면, 반드시 공복시 혈액을 채취하여 혈당을 체크하고, 동맥압과 콜레스테롤 수치를 재어봐야 한다. 당뇨병의 특징은 혈당이 1dl당 126mg 이상이라는 점이다. 이 병에 걸린 사람은 늘 앉아만 있는 습관이나 비만으로 인해 인슐린 반응기가 무뎌 있으며, 이로 인해 이자는 당의 올바른 신진대사를 위해 더 많은 인슐린을 생성하게 된다.

여성의 경우 허리둘레가 90cm, 남성의 경우 1m를 초과할 경우에는 당뇨병에 걸릴 위험이 10배로 증가한다. 복부 지방이 감소하도록 4～5kg 정도 체중을 감량하면, 인슐린의 감도를 향상시키고 혈당을 적정수준으로 유지하기에 충분하다.

배를 치료하면 당뇨병은 90%의 경우 상태가 호전되거나 완전히 치유된다! 만약 3개월 동안 나의 치료법(음식물, 운동, 자가 마사지 및 건강 규칙)을 따라해도 혈당이 정상화되지 않는다면, 이 때는 의학적 치료를 병행해야 할 것이다.

복식호흡과복식명상

매 시간마다 복식호흡을 하고(39쪽 참조), 하루 두번 복식명상을 실행한다(139쪽 참조).

두 뇌의 체조

허리 부위의 지방 덩어리를 제거하고 싶을 때 두 뇌의 체조 동작 가운데 배에 관련된 동작을 실시하는 것은 매우 중요하다(119쪽 참조). 또한 두 뇌의 체조는 간관과 쓸개관, 총담관을 자극하여 강화시키는 효과를 준다. 이로써 이자는 자기 방어력을 갖추게 될 것이다. 식사시간을 피해 하루 두번씩 실시한다.

음식물

- 체중 감량이 급선무이다. 4 ~ 5kg 정도 감량하는 것이 적당하나, 만일 당신이 매우 뚱뚱한 편이라면 몸무게의 5 ~ 15%를 감량하는 것이 가장 좋다. 피로감과 저혈당 또는 고혈당을 유발하기 쉬운 저칼로리 다이어트를 비롯하여 어떠한 다이어트도 하지 않는다.
- 규칙적인 시간에 식사한다. 혈당은 배꼽시계에 의해 조절되며 가벼운 아침식사, 점심식사, 간식, 저녁식사와 같은 정상적인

식사시간에 만들어진다. 시도 때도 없이 음식을 먹게 되면, 피로감이 밀려들거나 갑자기 맥이 풀리는 등 신진대사에 이상이 생긴다.

- 군것질을 삼가한다. 당뇨병에 걸린 청소년은 정상적인 청소년에 비해 식습관 장애를 보이는 경우가 2.5배나 더 많다(『영국의학저널』의 캐나다 연구 결과). 여성의 경우 청소년기는 매우 나약한 시기로, 각종 다이어트의 유혹, 병적인 포식증과 거식증의 위험이 도사리고 있다.

- 살이 찌도록 만드는 잘못된 식습관을 바로잡는다. 너무 영양가가 높은 음식은 먹지 않거나 많이 먹지 않도록 한다.

- 단 음식, 즉 비엔나 풍의 빵, 과자, 비스킷, 흰색 빵, 식빵, 피자, 초콜릿, 꿀, 잼 등을 즐기지 않는 게 좋다.

- 단 음료나 탄산수, 시럽도 삼가한다.

- 기름진 음식, 즉 햄버거, 핫도그, 돼지고기 가공식품, 구운 버터, 치즈 등을 삼가한다. 어느 연구 결과에 의하면, 당뇨병 환자들이 정상인보다 훨씬 더 기름지게(포화지방산) 먹는 것으로 나타났다.

- 알약이나 캡슐 등 어떤 형태의 것이든 섬유질 보조제는 먹지 않는다. 시리얼이나 비스킷, 잡곡빵과 같은 간식조차 장기적으로는 장내 점막에 이상을 일으킬 수 있다.

- 공복시에는 고혈당을 유발할 수 있는 꿀이나 잼, 과일, 과일

주스, 차, 커피 등을 피한다.
- 술은 식욕을 자극한다. 과체중의 경우 술은 에너지원이 된다. 한편 알코올 음료의 고혈당 효과는 당도에 좌우된다. 식전주나 식후주를 마시지 않는다.
- 하루 3~4잔의 포도주만 마셔도 저혈당이나 고혈당이 생길 수 있다.
- 공복에는 절대로 술을 마시지 않는다.
- 적당히 술을 마신다. 미국의 한 연구에 의하면, 식사 도중이나 식사가 끝날 무렵 마시는 하루 2잔 정도의 포도주는, 당뇨병에 대해 몸을 보호해주는 효과가 있다고 한다.
- 아무리 적당히 피운다 해도, 담배는 인슐린 부족 증세를 강화시킨다. 금연은 필수다!
- 다양한 음식물을 섭취하는 건강식을 선택한다. 음식물의 질을 염두에 두어야 한다.
- 대부분의 다이어트에서 볼 수 있는 고정관념과 달리, 탄수화물은 하루에 필요한 칼로리의 50%를 담당하는 매우 중요한 음식물이다. 복부 비만이 있는 경우 탄수화물 식품의 비중을 40%로 줄이면 된다. 잡곡빵, 시리얼, 시골빵, 국수, 쌀, 전분질 야채와 같이 전분질이 들은 음식을 먹는다.
- 지나친 과당은 좋지 않으므로 과일을 적당량만 섭취한다. 유제품 섭취는 줄이는 게 좋다.

- 식사 도중이나 끝날 무렵에는 비타민이 풍부한 녹색 채소와 자연적인 섬유질 식품을 충분히 먹어준다.
- 지방 식품의 선택도 중요하다. 올리브 유, 땅콩, 종유와 같은 불포화지방산 음식을 선택한다(총칼로리의 25% 정도).
- 어떤 경우든 음식을 먹을 때는 평온한 분위기에서 천천히 먹는 것이 중요하다. 인슐린을 만들어내고 조절하는 이자는 감정상태, 스트레스, 소음 등에 민감하다. 별다른 원인을 찾아볼 수 없는 '감정적인 당뇨병'도 존재한다. 이러한 당뇨병은 두뇌의 접속관계에 직접적인 영향을 받는다.

즐거운 운동

당뇨병 환자가 매일 30분 이상 운동하는 것은 높은 혈당치를 낮추는데 먹는 약보다 더욱 효과적이다.

- 골프, 스키, 인라인스케이트 등과 같이 즐겁게 할 수 있는 지구력 운동을 선택하여(110쪽 참조), 당신의 생활 리듬에 따라 일주일에 2~3번씩 규칙적으로 한다.
- 걷기는 최고의 운동이다. 매일 30~60분 동안 어느 정도 빠른 걸음으로 걷는다.

좋은 습관은 어린 나이부터 길들여지는 것이니, 주저하지 말고 아이들에게 운동을 시킨다. 당신 스스로 모범을 보여야 한다. 당신이 하는 대로 아이들도 따라할 것이다. 만일 당신이 몇 시간씩 텔레비전이나 비디오 게임기, 컴퓨터 앞에 앉아 있다면 아이들 역시 꼼짝하지 않을 것이다.

만일 당신이 승강기를 탄다면, 또한 500m 거리를 움직일 때도 차를 몬다면, 아이들이 절대로 걸으려 들지 않을 것이다. 아이들에게는 모범이 필요하며, 모범을 보여줄 수 있는 가장 좋은 사람은 바로 부모이다.

두 뇌의 자가 마사지

인슐린을 조절하고 배와 허리에 있는 셀룰라이트 덩어리를 제거하려면, 자가 마사지를 통한 배의 치료가 필수적이다.

이자의 기능에 결함이 있을 때는 언제나 신경총에 통점이 있기 마련이다. 음식물이 소화되는 시간을 피해 소포 신경총과 복강 신경총 같은 통점을 주무르기, 꼬집어 굴리기 등으로 2 ~ 3분 동안 마사지해주어야 한다(135 ~ 138쪽 참조).

당뇨병 환자들이 잇몸 질환을 앓고 있는 경우가 종종 있다. 매일 아침 손가락으로 잇몸을 마사지해주면 질환을 예방할 수도 있다. 치아 건강에도 유의하는 것이 좋다.

만성피로

피로감은 우리 시대의 중병 가운데 하나이다. 온

갖 역할(부부생활, 자녀양육, 직업생활 등)에 시달리는 만큼 피로감은 남성보다 여성에게 더 많다. 때문에 여성은 남성보다 더 자주 호르몬 이상과 내분비선 이상을 겪는다.

통계에 의하면, 역설적이게도 젊은이를 비롯한 한창 활동하는 인구가 나이든 사람보다 훨씬 더 큰 피로감을 느낀다고 한다. 이것의 첫번째 원인은 직업적, 개인적 고충이나 스트레스, 압박감 등 심리적인 요인에 기인한 것이다.

한 주가 시작되는 월요일의 피로감은 기분과 성격에 영향을 미쳐 일에 대한 동기가 결여되고, 침울해지며, 불만족감을 갖게 된다. 아무런 의욕이 없고, 우울증 같은 상태에 빠질 수도 있다.

금요일의 피로감은 신체적인 측면이 더 크다. 피로감으로 인해 나타날 수 있는 증상에는 기억력·주의력·집중력 문제 및 통증 — 복통(배의 경련 및 더부룩함), 관절통, 등 통증 — 등이 있다. 한 주간의 업무가 너무 벅찼다거나, 지나치게 육체적이거나 지적인 일의 리듬이 제대로 조절되지 않았다거나, 불규칙한 식사를 한 결과, 에너지를 보충할 충분한 시간을 갖지 못한 것이다.

휴가기간 중에 피로감이 나타나는 것은 경고 신호이다. 이는 종종 만성적 질환이나 전염성 질환의 징조가 된다. 또한 혈당량이 높을 경우 피로감은 당뇨병의 증상이 되기도 한다(186쪽 참조). 나쁜 콜레스테롤의 수치가 높을 경우, 피로감은 순환계 질환에 관련된 것일 수도 있다. 어떤 경우든 피로감은 두 뇌가 조화를 이루지 못하

각종 질병을 확실히 낫게 하는 자연 치유법

고 있다는 것을 알려주는 결정적인 신호이다.

음식물

🌿 피로감 없는 하루는 아침부터 준비가 이루어져야 한다. 3주 동안, 노폐물을 제거해주는 가벼운 아침식사를 하고(102쪽 참조), 이어 기운을 주는 아침식사를 한다(104쪽 참조). 언제나 앉은 자세에서 천천히 먹는다.

하루를 빈속으로 급하게 시작하지 않는다. 배꼽시계에 이상을 초래하고 자율신경계 기능을 흐트러뜨릴 수 있다. 그렇게 되면 무질서한 식습관이 형성되어, 병적 포식증이라든지 주전부리, 식사 거르기가 빈번해져 갑자기 맥이 풀리는 등 육체적·정신적 피로감이 발생한다.

🌿 매 시간 3~5분간의 휴식을 취한다. 그동안 복식호흡을 한다든지(39쪽 참조) 물을 마신다. 중추신경계는 50분마다 느슨해지기 때문에, 쉼 없이 일을 계속하면 집중력과 주의력이 떨어지기 마련이다. 육체적 혹은 지적인 활동을 줄기차게 계속할 경우는, 식사 중간에 간단한 간식을 먹는다(과일, 플레인 요구르트, 빵조각, 블랙 초콜릿 등).

🌿 갑자기 맥이 풀리는 경우가 있다면, 비스킷이나 크루아상, 꿀, 잼, 감자칩 같은 음식은 먹지 않는다. 커피나 차, 술 같은 자극적인 음료나 단 음료 역시 마시지 않는 게 좋다.

🌿 단 음식을 너무 좋아하면 신진대사에 이상이 생겨 신체적·정신적으로 기진맥진한 상태에 이를 수 있으며, 당뇨병을 유발할 수도 있다.

🌿 골고루 조금씩 위생적으로 먹는다. 자신이 즐겁게 먹을 수 있도록 향이 좋고 맛있는 음식을 찾는다. 향채(항산화제) 섭취를 많이 하여 소화를 도와주며, 비타민과 미네랄이 풍부한 제철 과일과 신선한 야채, 증기로 익히거나 오븐에 익힌 가벼운 요리를 즐긴다.

🌿 식사시간을 길게 가질 수 없다면, 주요 요리를 단백질 식품 하나, 지방 식품 하나, 날 것이나 익힌 채소 하나로 한다. 아니면, 단백질 식품과 생야채를 속으로 넣은 잡곡빵 샌드위치를 먹는 게 좋다. 퇴근길에 술이나 단 음료, 간식은 먹지 않는다. 차라리 물을 큰 컵으로 한잔 마신다.

🌿 구운 버터와 튀긴 음식, 소스를 넣은 요리, 돼지고기 가공식품, 흰색 밀가루(피자, 케이크……), 햄버거, 비엔나 풍의 빵은 피한다. 소화가 잘 되지 않는 폭음이나 폭식은 제1뇌와 제2뇌를 피로하게 만든다.

두 뇌의 체조

🌿 낮에는 계단을 걸어다니거나 가능한 많이 걷는다. 이런 습관을 들이면 몸과 마음에 평온이 깃들 것이다.

🌿 몸을 움직이는 취미생활(목공일, 정원 가꾸기, 지구력 운동 등)을 갖는다. 단 20분마다 잠깐씩 휴식을 취한다. 어떤 경우에도 이미 지쳐 있는 신체 부위에 무리를 주지 않는다. 그렇게 하면 피로감이 더해지고 경련이나 관절통, 등 통증, 복통 등이 나타날 수 있다.

🌿 주말에 무리하게 움직였다가 월요일이면 피곤으로 꼼짝하지 못할 정도로 녹초가 되는 식의 취미생활은 도움이 되지 않는다. 지나치게 무리하면 피로감이 몇주 동안 지속될 수 있으며, 몸이 약해져 바이러스가 쉽게 침투할 수 있다(감기, 인후염, 기관지염 등).

두 뇌의 자가 마사지

🌿 외출에서 귀가 후, 샤워나 목욕을 한다(욕조물에 굵은 천일염 두 주먹을 푼다). 그리고 복식호흡(39쪽 참조)과 배의 자가 마사지(134쪽 참조)를 해준다.

🌿 머리나 발의 자가 마사지도 매우 효과적이다. 또 몸 전체를 이완시켜주는 부드러운 마사지를 해준다. 등 마사지는 배우자나 치료사에게 부탁한다. 피로감을 더 빨리 물리칠 수 있는 방법은 바로 배를 스스로 마사지하는 것이다.

🌿 마사지와 더운 소금물 목욕은 긴장을 풀어줌으로써(두 뇌를 조화롭게 함으로써), 피로를 쫓아낼 수 있는 최상의 방법이다.

즐거운 운동

몸과 마음을 이완시키기 위해서는, 즐겁게 할 수 있는 육체적 활동을 몸의 리듬에 따라, 적어도 일주일에 두번 정도는 해주어야 한다. 처음 시작할 때, 수영의 경우에는 10분마다, 걷거나 달리는 경우에는 20분마다, 자전거를 탈 경우에는 30분마다 휴식을 취하는 것이 좋다.

그렇게 하면 이튿날 몸과 마음이 상쾌해질 것이다. 그리고 자신의 리듬을 발견하고 운동의 즐거움을 느낄 수 있을 것이다. 어떤 경우든 근육통이나 그외 다른 피로감을 유발할 정도로 무리하면 안 된다. 땀을 흘린 뒤에는 몸을 따뜻하게 하여 한기가 들지 않도록 한다. 긴 산책을 할 때에는 물을 많이 마시는 것이 좋다.

복식명상

매일 두번씩 행한다(139쪽 참조). 배는 우리 몸 에너지의 중심이며, 제1뇌와 직접 연결되어 있다. 건강과 행복, 낙천적인 사고방식은 바로 배 건강에 달려 있다.

위염

위염은 위점막에 염증이 생긴 것이다. 신물이 오

르거나 발열, 위경련, 더부룩한 느낌, 구역질 등을 느낄 수 있으며, 트림이 올라오고 숨결이 고르지 않을 수 있다.

이 모든 증상은 위 속의 산이 과다한 것에서 비롯된다. 스트레스, 신경성, 영양 불균형, 불규칙한 식습관, 만성 소화불량 등 원인은 매우 다양하다.

위염 치료를 등한시할 경우 위궤양이나 대장염으로 발전할 수 있다. 이 위염 역시 두 개의 뇌를 피곤하게 만든다.

복식호흡

- 정서불안증이나 신경증을 누그러뜨리려면, 식사 전에 복식호흡을 실시한다(39쪽 참조). 적어도 5분 이상 계속한다.

음식물

정해진 시간에 다양하고 적당한 양의 항산화성 음식물을 천천히 먹는다면, 어떤 위염이든 빠르게 고칠 수 있다.

- 항산화성 아침식사를 먹기 시작한다(100쪽 참조).
- 신경이 날카로운 상태이거나, 어떤 감정의 충격에 놓여 있거나, 기분이 언짢은 상황에서는 식사하지 않는다.
- 편안한 분위기에서 식사한다. 특히 텔레비전을 보면서 식사하는 것은 스트레스를 가중시킨다.
- 식탁에 앉아서 먹되, 너무 높은 의자에서 몸을 앞으로 구부리

거나, 너무 낮은 의자에서 먹는 것은 좋지 않다.
- 씹은 음식물이 침과 잘 섞일 수 있도록 천천히 먹는다.
- 너무 푸짐한 식사나 술을 많이 곁들이는 식사는 피한다.
- 튀긴 음식과 양념이 강한 요리, 식초가 너무 많이 들어간 음식, 과일 주스나 과일 통조림(특히 공복에), 탄산음료, 너무 뜨겁거나 너무 차가운 음료에는 주의한다.
- 특히 공복에는 녹차, 커피, 식전주, 식후주 같은 자극적인 음식물을 피하고, 금연한다.
- 꿀, 잼, 비엔나 풍의 빵, 비스킷처럼 단 음식도 피한다. 이 음식은 위에 과다한 산을 유발하여 위염을 일으킨다.
- 충치나 잇몸의 염증도 위산 과다의 원인이 될 수 있다.

두뇌의 자가 마사지
- 아침에 일어나자마자 입안을 깨끗이 하고 손가락으로 잇몸을 마사지한다.
- 식사 후 반드시 이를 닦는다.
- 위 아랫부분에 위치한 신경총 부위를 2~3분간 여러 차례 마사지하여, 흉곽과 배에 있을 수 있는 셀룰라이트 덩어리를 없앤다(170쪽 참조). 위염 치료에서 중요한 포인트는 몸과 마음을 편안한 이완상태로 두는 것이다.

두 뇌의 체조

통증이 완전히 사라질 때까지 아침식사 전과 저녁식사 전, 이렇게 매일 두번씩 실시한다. 통증이 사라진 후에는 재발을 방지하는 차원에서 아침마다 실시한다.

복식명상

어떤 형태의 위염이든 복식명상은 매우 중요하다. 두 뇌를 조화롭게 함으로써 위산 과다를 없애주기 때문이다. 아침식사 전에 실시하는 것이 가장 좋다. 대개 아침에는 신경이 날카로운 상태로 급하게 먹기 쉽다.

불면증

잠은 제1뇌인 머리와 제2뇌인 배에서부터 시작된다. 다시 말해 수면의 질이나 시간은 두 뇌의 하모니에 의해 조종된다. 인간의 모든 바이오리듬 가운데서도 수면 리듬은 아주 어릴 때부터 우리 몸에 각인된다. 그리고 상당 부분이 어릴 적 받은 충격이나 감정, 좌절감 등이 기록되어 있는 배에 의해 좌우된다. 이밖에 아침식사를 포함하여 그날그날 섭취하는 음식물도 밤에 취하는 수면의 질에 중요한 영향을 미친다.

올바른 수면은 우리 몸과 마음의 균형, 즉 건강에 매우 중요하다.

멜라토닌이 분비되는 것은 바로 깜깜한 곳에서 우리가 잠들어 있을 때이다. 이 합성 호르몬이 아직 프랑스에서는 상업화되지 않았으나, 수면 부족의 괴로움이나 시차증(jet lag)을 줄여준다. 자극제 역할을 하는 세로토닌(참고로 항우울제인 프로작은 선택적 세로토닌 수용체 차단제이다) 또한 그 일부가 수면시간 동안 배에 의해 만들어진다. 배에 탈이 나면 세로토닌이 과다(혹은 불충분하게) 분비되어 좋지 않은 결과를 유발한다.

최근 몇년간, 수면 단계 및 24시간 리듬(활동하는 시간인 낮과 휴식을 취하는 밤의 연속), 제1뇌 각 부위의 역할, 역설 수면(꿈꾸며 자는 잠 - 옮긴이), 꿈 등에 관한 연구는 상당한 진전이 있었다. 그런 반면, 수면에 관련한 배의 반응에 대해서는 비교적 연구가 덜 된 상태이다. 그러나 나는 배가 제1뇌의 반응과 직접적으로 연계되어 수면에서 매우 복잡한 주요 반응을 담당한다고 생각한다.

얼마 전 밝혀진 바에 의하면, 수면 부족이 탄수화물이나 인슐린의 신진대사를 교란시켜, 당뇨병과 체중 증가의 위험을 가중시킨다고 한다. 불면증 환자는 인슐린을 과다분비한다. '잠을 잘 자지 못하는 사람들'의 경우, 순환계 질환의 발병률이 무려 정상인의 3배에 달한다.

잠을 자는 동안에도 배의 상태는 중요하다. 다시 말해 배 기능에 이상이 있다면 제대로 잠을 이룰 수가 없다. 바로 이런 까닭에 나는 제2뇌에 특별한 관심을 가짐으로써, 수면의 질을 높이고 불면증을 피할 수 있는 일련의 정보들을 정리해보았다.

복식호흡

우리는 인생의 1/4 내지 1/3을 잠자는데 바친다. 60세에 이르면 잠을 자는데 20년 이상의 시간을 보낸 셈이 된다. 이처럼 큰 부분을 차지하는 생의 일부에, 우리는 제대로 준비해야 한다.

깜깜한 어둠 속에 몸을 눕히기 전, 낮에 했던 것과 마찬가지로 복식호흡을 한다(39쪽 참조). 또한 아침 잠자리에서 일어날 때에는 갑작스럽게 몸을 일으키지 말고, 침대에 등을 대고 누운 채 다리를 구부리고 5회 연속으로 복식호흡을 해준다. 이처럼 이완된 상태에서 매 시간 휴식시간을 갖을 수 있도록 하루 일과를 구상해야 한다. 이것은 생체시계를 따르는 하나의 방법이다.

두 뇌의 체조

밤의 취침, 즉 만족한 수면과 유쾌한 기상을 만드는 것은 바로 낮 시간 동안 두 뇌의 커뮤니케이션이다. 시끄럽고 즐겁지 않은 모든 운동을 피한다. 과도하게 근육을 키우는 운동도 마찬가지이다. 치열하게 경쟁하며 스쿼시나 테니스, 배드민턴 시합을 하는 것도 좋지 않다. 반면, 요가나 부드러운 스트레칭, 복식명상은 당신의 두뇌를 평온하게 해줄 수 있다(139쪽 참조). 또한 배는 온몸에 이완상태를 골고루 전달해주며, 두 뇌를 연결하고 있는 미주신경을 통해 수면의 질을 크게 향상시켜준다.

음식물

소화가 잘 되면 잠도 잘 잔다. 수면장애는 위염이나 공기연하증, 대장염, 변비 등이 직접적인 원인일 때가 많다. 그럴 경우 원인을 치료하는 게 최우선이다(해당되는 질환을 참조하라).

배가 제대로 기능하도록 하기 위해서는 앉은 자세로 평온한 분위기에서 규칙적으로, 천천히 먹어야 한다.

숙면을 취하고 싶다면, 저녁시간에는 모든 자극적인 음식물(녹차, 커피, 콜라, 술, 담배 등)이나 단순단백질 식품(꿀, 잼, 비스킷, 과일 주스 등)을 피한다. 너무 푸짐한 저녁식사도 좋지 않다. 텔레비전을 시청할 때에도 폭력적인 장면이 나오는 방송은 되도록 보지 않는 것이 좋다. 또한 채널을 자주 바꾸는 것은 눈뿐만 아니라 우리의 두뇌도 피로하게 만든다.

포타주(위를 팽창시킨다), 생야채와 채소의 과도한 섭취, 튀긴 음식, 구운 버터, 치즈, 과일 설탕 졸임, 익힌 과일 등 소화를 둔화시키고 장내 음식물의 과도한 발효를 유발하는 모든 것을 멀리한다. 음료는 너무 많이 마시지 않는 게 좋다. 저녁식사에 1~2잔의 포도주를 곁들이는 것은 수면에 도움이 되지만, 3잔째부터는 오히려 수면에 방해가 된다.

반면 수면을 도와주는 음식물에는 사과, 복숭아, 망고, 바나나,

플레인 요구르트, 우유 한잔, 블랙 초콜릿 두 칸이나 초콜릿 무스, 증기나 오븐으로 익힌 간단한 요리 등이 있다. 몸과 마음을 진정시키는 효과가 있는 차는 한잔만 마시도록 한다. 그 이상 마시면 밤중에 자다 깨기 쉽다.

수면제는 복용하지 않는다. 제1뇌에 작용하며, 생체시계를 교란시키고, 제2뇌의 소화·배설 작용에 문제를 일으키기 때문이다. 수면제 복용은 어떤 시험이나 심리적인 충격이 있을 경우처럼 한시적이어야지, 절대로 습관이 되어서는 안 된다. 장내 음식물의 통과에 문제를 일으킬 수 있으며 중독 위험이 있기 때문이다.

즐거운 운동

운동의 선택은 매우 중요하다. 수영이나 걷기 같은 가벼운 운동을 통해 낮 동안 쌓인 좋지 않은 스트레스 흔적을 배에서 쫓아낼 수 있기 때문이다. 하지만 절대로 무리하지 말고 평온하고 이완된, 즐거운 분위기에서 해야 한다. 저녁식사 후 30분의 산보는 소화를 돕고 숙면을 하도록 도와준다.

두 뇌의 자가 마사지

두 뇌를 조화롭게 만드는 것은 숙면의 조건이다. 숙면을 하려면 잠자리에 들기 전 얼굴과 머리를 자가 마사지하라(65쪽 참조). 가슴과 배를 아주 부드럽게 주무르고, 3분 동안 얼굴과 머리를 마사지함으로써, 수많은 환자가 불면증에서 벗어나게 되었다. 잠들기 전에 몸과 마음의 긴장을 풀어주는 것은 매우 중요하다.

인간은 어떤 상황에서든 수면을 통해 기운을 회복해야 하는 고독한 인생들이다. 몸과 마음을 이완시켜 자가 마사지를 함으로써, 생체시계를 조절하고 감정적으로도 수면을 준비해야 한다.

복식명상

몸과 마음의 긴장을 풀어주는 얼굴과 머리의 자가 마사지와 함께 잠들기 전에 실시되어야 한다(65쪽과 139쪽 참조).

등 통증과 류머티즘성 관절염

말이 안 된다고 생각할 수도 있겠지만, 등 통증을 치료하기 위해서는 배 치료가 우선이다.

『더 이상 등 통증은 없다』라는 나의 책에 이미 썼듯이, 나는 등 통증을 호소하는 환자가 찾아오면, 먼저 배부터 진찰하여 환자를 의아하게 만들곤 했다. 나는 우선 배의 형태를 살펴본다. 배가 앞쪽으로 튀어나오고 부풀어 있으면, 등의 균형이 깨지면서 통증을 유발한다. 그런 환자의 배를 만져보면 어김없이 경련과 통증이 있고 불룩했으며, 위산 과다 상태에 빠져 있어 근육과 관절에 문제가 일어나고 있었다.

수많은 등 통증과 류머티즘에 배 이외의 다른 원인은 없다. 스페인 의사 라몬 이 카잘(Ramón Y Cajal) 이론에 의하면, 배가 만들어내는 '간세포'가 통증 존재의 진위를 여실히 입증해준다. 간세포는 제1뇌의 메시지를 전달하며, 근육과 관절의 기능에 중요한 역할을 한다. 최근 스웨덴과 일본에서 실시된 연구 결과는 이러한 발견을 다시 한번 확인시켰다. 물론 추락이나 외상에 따른 등 통증은 제외하고 얘기하는 것이다.

배에서 비롯되는 위산은 장내 점막의 염증을 만성적으로 지속시키면서 근육의 유연성을 떨어뜨리고, 척추 관절의 생리적 움직임을 저지한다. 이것이 대부분 등 통증과 류머티즘의 원인이 된다. 이에 대한 일반적인 대처법(그리고 대부분의 처방)은 소염제를 먹는 것인데, 소화기관에 미치는 악영향(위염, 위궤양)은 고려하지 않은 채 복용량만 늘리는 경향이 있다.

소염제는 진통제 효과가 있어 통증을 진정시켜주지만, 어떤 것이든 장기적으로 사용할 치료법은 되지 못한다. 과산성 상태를 유지시켜 자율신경계에 문제를 일으키고, 피로감을 가중시킬 수 있으며, 소염제 복용을 중단하는 순간부터 통증이 재발되어 심하게는 우울증까지 걸릴 수 있다.

항산화성 음식물 섭취, 두 뇌의 체조를 통한 중추신경계 이완, 몸에 맞는 운동, 두 뇌의 자가 마사지는 대부분의 등 통증과 재발성 혹은 만성 관절염으로부터 우리를 자유롭게 해줄 것이다.

음식물

- 항산화성 아침식사(100쪽 참조)를 한다.
- 하루의 식사는 다양한 음식물을 소량으로 5회에 걸쳐 가볍게 먹도록 한다. 최대한 천천히 먹는다.
- 자율신경계에 문제를 일으키며, 장내 음식물의 발효를 지속시킬 수 있는 산성 유발 음식은 피하는 게 좋다.
- 공복에는 커피, 차, 술, 담배, 과일 주스를 피한다. 하루 평균 4잔 정도의 커피를 마시는 3만 명의 미국 환자들을 대상으로 조사한 결과, 정상인보다 류머티즘 유형의 다발 관절염의 위험이 훨씬 높은 것으로 나타났다. 디카페인 커피를 마신다 해도 결코 안전하지 않다.
- 낮에는 꿀, 잼, 흰색 밀가루를 재료로 한 과자, 피자, 케이크, 비스킷, 흰색 빵, 연성 치즈를 피한다.
- 단 음료(탄산수, 시럽 등)도 피하는 것이 좋다.
- 붉은 살코기나 돼지고기 가공식품, 튀긴 요리는 지나치게 많이 먹지 않도록 한다.
- 구운 버터와 지방 식품은 피한다. 즉, 날 것이나 익힌 녹색 채소, 감자, 옥수수, 양배추, 당근, 무우, 완두콩, 시금치 같은 알칼리성 식품을 선택하고, 항산화성 효과가 있는 향채(파, 파슬리, 바질, 타라곤 등)와 과실(바나나, 복숭아, 밤, 아몬드 등)을 최

대한 많이 섭취한다.
- 하얀 살코기(송아지)와 가금류(닭, 오리, 칠면조 등)가 좋다.
- 면류, 쌀, 대두, 누에콩, 까치콩 등 일반적인 복합단백질 식품은 등과 관절을 보호해주며 건강을 향상시킨다.

즐거운 운동

부드럽게, 규칙적으로, 적당한 운동을 해주는 것은 절대 위험하지 않다. 의학계에서도 적극 추천하는 바이다. 이러한 운동은 염증을 가라앉히고, 통증을 완화하며, 근육을 강화시켜주는 최상의 방법이기도 하다.

운동의 목적은 고통이나 출혈을 유발하지 않고 관절을 튼튼하게 하는 것이다. 그러므로 사소한 통증이라도 일으킬 수 있는 어떤 동작이라도 피한다.

- 힘을 세게 주거나 지나치게 빨리 하는 동작
- 관절이 감당해낼 수 없는 동작

등 통증과 류머티즘을 없애기 위해서는 자신의 상태를 제대로 파악해야 한다. 그러기 위해서는 약간의 시간이 걸릴 수 있으니 참을성을 가져야 한다.

나는 자비에 슈발리에(Xavier Chevalier) 교수(크레테이의 앙리 - 몽도르 병원)의 말에 동의한다.

"…… 비약리적인 치료는 관절의 기능을 향상시킬 뿐 아니라 통증을 누그러뜨리는 것으로, 관절염 치료 초기에 반드시 이루어져야 한다."

등 통증과 류머티즘에 가장 좋은 운동은 다음과 같다.

- 급격한 움직임이 없는 부드러운 수영이 좋다. 수영은 관절에 거의 무리를 주지 않는다. 가능하면 따뜻한 물과 소금물에서 수영을 하면 큰 효과가 있지만, 이 경우 물 속에 너무 오래 있으면 오히려 정반대의 효과가 나타날 수 있다.
- 수영은 20분만 부드럽게 해주면 충분한 운동이 된다. 수영 전후에는 오늘날 모든 해수요법 치료센터와 수상 치료센터에서 실시하는 부드러운 수상 체조를 실시한다.
- 편편한 땅에서 핸들과 안장을 조절하여 탄다면, 자전거는 매우 유익한 운동이다. 절대로 무리하지 않는다. 30분마다 휴식을 취하며, 걷거나 등을 구부렸다 쭉 펴는 동작을 한다. 야외에서 자전거를 탈 수 없다면, 실내용 자전거도 좋다.
- 적당한 신발(아킬레스건을 보호하려면 납작한 구두와 뾰족한 구두는 피한다)을 신고, 가벼운 복장으로(목 부위 통증이나 요통을 앓고 있는 경우, 무거운 외투는 염증을 악화시킨다) 걷는 것도 좋다. 어깨에 가방을 메는 것은 몸의 균형을 깨뜨릴 수 있다. 20분마다 한번씩 쉬어준다.

규칙적으로 가벼운 운동을 하는 목적은 중추신경계를 이완시키고, 이상적인 체중을 유지하며(필요에 따라 체중을 줄이거나 늘림으로써), 모든 관절을 강화하고, 배에 활력을 불어넣는 것이다. 운동 전이나 운동중에 그리고 운동 후에는 늘 물을 마신다.

두 뇌의 체조

등 통증이나 류머티즘성 관절염인 경우에도 두 뇌의 체조는 매우 효과적이다. 근육이나 관절에 전혀 무리를 주지 않는 체조이기 때문이다(119쪽 참조).

복식호흡

복식호흡은 혈액순환을 원활하게 해주며, 장내 과도한 음식물의 발효에서 생겨나 근육과 관절에 누적되어 있는 산성 침전물들을 쉽게 제거할 수 있도록 도와준다(39쪽 참조).

두 뇌의 자가 마사지

내가 권장하는 두 뇌의 자가 마사지는 전혀 위험하지 않다. 자율 신경계의 장애가 해결될 뿐만 아니라, 반사적 반응으로 우리의 관절에 이상을 일으키고 있는 배의 지나친 산성화도 진정시켜줄 것이다. 하루 2~3회씩 실시한다(131쪽 참조).

복식명상

두 뇌가 다시 접속되고 조화가 유지되어 이완상태에 이르게 되면, 등 통증과 류머티즘성 관절염의 차도를 분명하게 느낄 수 있을 것이다(139쪽 참조).

두통과 편두통

　　　　　　　　많은 경우 두통이나 편두통은 건강상태가 좋지 않은 배에서 시작되는 것으로, 만성 소화불량이나 장내 박테리아의 이상, 간과 쓸개의 문제, 두 뇌의 부조화에 의해 유발된다. 두통과 편두통은 700만 명 이상의 프랑스인들이 앓고 있는 만큼, 그야말로 사회적인 문제로 부각되고 있다. 직접적으로는 머리를 지나는 동맥혈관이 확장되거나 염증이 생겨 발생하는데, 그 원인은 아직 명확하게 밝혀지지 않았다.

　나는 제2뇌인 배가 두통과 편두통을 일으키는데 특정한 역할을 담당한다고 확신한다. 수많은 두통 환자가 구토나 구역질을 느끼는 것이다. 개인적인 소견으로 나는 대부분의 편두통이나 두통이 간관과 쓸개, 총담관의 기능 장애에서 비롯된다고 본다.

　배를 건강하게 함으로써 수년간 계속되어온 편두통이나 두통이 나아지거나 사라지는 것을 보고 나 자신도 매우 놀랐다. 복식호흡과 올바른 영양 섭취, 운동과 복식명상의 실행, 두 뇌의 확실한 조화가 이루어지면, 편두통은 놀랄 만큼 차도를 보이고, 각종 두통(편두통 외의 두통)도 완전히 사라진다.

복식호흡

복식호흡이 핵심적인 역할을 한다. 편두통이나 두통은 주로 신경증과 정서불안증을 앓거나, 고민이 많고 늘 긴장되어 있는 예민한 사람들에게 찾아든다. 복식호흡(39쪽 참조)은 행복 호르몬인 엔돌핀을 공급하여 제1뇌를 이완시키는 효과가 있기 때문에, 많은 경우 각종 발작과 통증을 물리치도록 도와준다. 뇌의 동맥혈관에서 일어나는 질환을 예방해주는 효과도 있다.

5차례 연속 실시하는 것을 1회로, 매일 7~8회씩 실시한다.

음식물

- 천천히 규칙적으로, 평온한 분위기에서 먹는다. 식사를 거르지 않는다(식사 횟수를 줄이는 식의 다이어트도 두통의 요인이다). 과식이나 과음, 지나친 흡연은 동맥혈관을 확장시켜서 두통을 유발할 수 있다.
- 두통이 시작된다는 느낌이 들면, 재빨리 따뜻한 커피 한잔이나 차가운 콜라 한잔을 아주 천천히 마신다. 그러나 15~16시 이후에는 주의를 기울이기 바란다.
- 소스 요리, 기름진 음식, 튀긴 요리, 돼지고기 가공식품, 연성 치즈, 과자, 흰색 밀가루 음식은 피하는 게 좋다.
- 생야채와 복합단백질 식품, 과일 등 신선한 자연식품을 먹도

록 한다.

복식명상

"아, 머리 아파!" 제1뇌가 고통스러워한다. 제2뇌는 복식명상을 통해 제1뇌를 도울 수 있다. 복식명상은 동맥혈의 흐름을 조절하며 통증을 누그러뜨려줄 것이다(139쪽 참조).

비만과 과체중

프랑스 국립보건의학연구소가 실시한 조사 결과 다음과 같은 끔찍한 사실이 밝혀졌다. 프랑스의 비만인 수가 3년 만에 25%나 증가했다는 것이다. 또한 같은 기간 소아 비만은 거의 두배로 불어났다!

많은 성인 남녀와 아이들의 생활을 괴롭히는 체중 과다의 주원인은 모두 배 안에 있다. 무질서한 식습관(병적 포식증, 밤낮을 가리지 않는 습관적인 군것질, 심한 허기, 지나치게 푸짐하거나 지나치게 기름진, 혹은 지나치게 단 음식을 찾는 습관)을 유발하는 것은 바로 스트레스나 기분, 좌절감에서 비롯되는 신경계의 기능 장애이다. 배가 고통스러워하며 더부룩해지고 경련이 일어나며 제대로 배설하지 못해 음식이 비축되고, 이 음식물은 온몸 여기저기에 조금씩 쌓이게 된다. 그리하여 몸매가 일그러진다.

소화 · 배설 작용을 정상화하고 두 뇌를 조화롭게 연결하면, 다시 살이 찌는 일 없이 체중을 줄일 수 있다. 배는 음식물을 영양분으로 바꾸는 공장일 뿐 아니라, 제1뇌와 조화를 이루어 복잡한 기능을 수행하는 면역세포와 신경전달물질을 생산하는 곳이기도 하다. 때문에 배를 치료하면, 비만을 유발하는 정신장애(정서불안증, 신경증, 수줍음, 과민성)도 효과를 볼 수 있다.

또한 다음 조언에 따라 음식물의 선택을 잘하고 식단을 잘 짜면, 배를 치료하고 배의 기능을 최적화할 수 있다.

음식물

- 잠자리에서 일어나자마자 따뜻한 물로 샤워하고 간관, 쓸개관, 총담관이 활동상태에 놓이도록 배와 허리를 문지른다. 이를 닦고 잇몸을 마사지하며, 밤사이 입안의 불순물을 제거하고 침샘을 자극하여, 아침식사에 대비한다.
- 아침식사는 기상에서 대략 15분 후에 먹는 것이 좋다. 간관, 쓸개관, 총담관이 깨기 전에 아침식사를 하면, 이 관들의 기능이 저하되어 지방이 축적될 수 있다. 마찬가지로 아침식사를 건너뛸 경우에는, 담즙과 인슐린이 과다분비되어 신체의 산성화를 유발한다.
- 규칙적으로, 정해진 시각에 식사한다. 하루 세번의 식사, 혹은 하는 일에 따른 에너지의 필요에 의해 3회 식사와 한두번의

간식을 먹는다.
- 수면을 방해하고 내분비선에 이상을 일으킬 수 있는 소화 장애와 지방의 축적을 피하도록, 저녁식사는 하루 식사 중 가장 가볍게 먹는 것이 좋다. 특히 포타주, 치즈, 달콤한 디저트를 피하며, 생야채를 너무 많이 먹지 않도록 한다.

과학적인 연구 결과, 인간은 포만감을 느끼기 위해 식사 때마다 동일한 양을 먹는 경향이 있다고 한다. 이런 까닭에 저녁식사는 칼로리를 줄일 수 있도록 비교적 덜 푸짐하고, 덜 기름지며, 달지 않은 음식물을 선택하는 것이 중요하다(아무것도 들어 있지 않은 플레인 요구르트와, 과일 플레인 요구르트 중에서 첫째 요구르트를 선택하는 것이 좋으며, 소스 없이 그릴에 구운 고기가 좋다).

- 식사일지 모델을 참조한다(72 ~ 73쪽).
- 단 음료를 피한다. 단 음료 한잔은 각설탕 2 ~ 3개를 먹는 것과 같다. 술(특히 독주)은 마시지 않는다. 식사 때를 포함하여 하루 종일 물을 마신다(2리터).
- 커피(혹은 차) 없이 안 된다면, 반드시 속을 든든하게 한 다음 한잔을 마시되, 17시 이후에는 마시지 않는다.

복식호흡

자연적으로 배를 마사지해주는 효과가 있는 복식호흡은 여러 가지 장점을 지니고 있다. 자율신경계의 기능을 조절해주며, 장내 음식물의 통과를 원활하게 해주고, 행복 호르몬인 엔돌핀을 생성하여 제1뇌를 이완의 상태에 놓아준다. 복식호흡을 통해 제1뇌와 제2뇌가 조화를 되찾고, 더불어 천천히 규칙적으로, 제대로 선별한 음식물을 고르게 먹는다면 필히 살이 빠질 것이다. 살을 빼려면 식사 전이나 간식을 먹기 전, 그리고 잠들기 전에 반드시 복식호흡을 해주어야 한다.

두 뇌의 체조

비만의 정도, 나이, 활동량, 취미에 알맞는 육체적 움직임을 고려하지 않은 채 살을 빼는 것은 불가능하다. 살을 빼려면 움직여야 한다. 각각의 동작은 호흡에 의해 조절되어야 한다.

체조의 목적은 혈액순환을 원활하게 하여 순환계를 강화하고, 배(와 다른 생체기관)를 통해 축적되어 있던 지방을 끌어모아 제거하는 것이다.

다만, 자잘한 피로감이 발생하지 않도록 규칙적으로 실시하는 것이 중요하다. 무리하여 피로감을 느끼게 되면 역효과가 날 수도 있다. 두 뇌의 체조 가운데 복부 체조를 천천히 실시하면(119쪽 참조), 제1뇌가 이완되며 체중도 줄일 수 있다.

즐거운 운동

지구력 운동을 규칙적으로 해주면 순환계 및 신경계와 근육계가 강화되고, 몸매가 다듬어지는 효과를 볼 수 있다. 지구력 운동을 45분 이상 실시하면 체내에 축적된 지방이 줄어든다는 사실이 의학적으로 입증되었다. 중요한 것은 근육조직을 잘 유지하면서 지방이 줄어들게 하는 것이다.

적어도 일주일에 세번 이상, 가능한 한 자주한다. 만약 조금이라도 피로감이 느껴지거나 숨이 가빠지면 즉시 운동을 멈추고, 다음 날로 미루는 것이 좋다. 살을 빼려면 무엇보다 심장이 피로하지 않게끔 하는 것이 중요하다.

두 뇌의 자가 마사지

과체중은 어떠한 경우이든 자율신경계의 이상을 가져온다. 특히 신경총 부위에 자가 마사지를 하면 혈액순환이 원활해지고, 각종 내외분비선과 생체기관이 자극된다. 이로써 내외분비선과 생체기관은 최적의 상태로 기능하며, 독소를 제거하고, 지방의 축적을 막아줄 것이다. 배의 자가 마사지의 또다른 효과는 손의 체온이 제1뇌의 긴장을 풀어준다는 점이다. 잘 알다시피 이런 심리적인 안정이 살을 빼는데 중요한 역할을 한다(131쪽 참조).

복식명상

복식명상 역시 체중 감량에 중요한 역할을 한다(139쪽 참조). 복식명상은 두 뇌를 조화롭게 하며, 온몸에 긴장감을 가져오고 과체중을 불러오는 스트레스나 정서불안증, 수줍음, 과민성 등을 완화시킨다. 저녁에 복식명상을 하면 소화가 잘 되고, 살빼기에 한몫 하는 숙면을 도와준다.

매력적인 아름다움을 위하여

아름다움도 배에서 시작된다. 배가 완전히 건강하지 않을 경우 부드럽고 탱탱한 피부, 환한 안색, 윤기 나는 풍성한 머릿결, 단단한 손톱, 건강한 치아, 평편한 배, 날씬한 몸매, 단단한 엉덩이, 매끄러운 허리는 그림의 떡이다.

마찬가지로 이 책에서 끊임없이 강조하는 바이지만, 평온함과 자신감, 몸과 마음의 균형을 잡아주는 제1뇌와 배의 조화가 이루어지지 않는다면, 진정한 아름다움은 결코 나의 것이 되지 못한다. 육체적인 미가 건강한 배, 제1뇌와 배의 조화, 이 두 가지를 바탕으로 이루어진다는 것은 이미 주지의 사실이다.

왜 배와 미를 연결시키는 것일까? 음식물을 흡수하고 온몸에 영양분을 분배하는 것이 바로 배이기 때문이다. 또한 피부의 세포가 신장이나 간의 세포보다 더 빠른 속도로 재생되기 때문이다. 피부 세포는 혈액을 통해 영양분이 제일 마지막에 공급되는 곳이지만, 영양소 결핍의 결과는 제일 먼저 나타난다.

미용에 필수적인 비타민이 장내에서 파괴되지 않도록 하기 위해서 배의 건강이 필수적이다. 다시 말해 음식물이 장내에서 지나치게 발효(만성 소화불량)되지 않도록 하고, 비타민을 흡수하여 온 몸에 고루 분배시키며, 미의 최대의 적인 독소를 몰아내는 장내 박테리아가 제대로 활동해야 한다.

음식물을 선별해 천천히 먹는데도, 언제나 피부에 문제가 발생하여 영양크림이나 약으로 치료하려 드는 여성 환자들을 종종 보았다. 이러한 여성들의 배에는 하나같이 만성 소화불량의 신호인 경련과 통증이 있었다.

배를 치료함으로써 이들의 피부는 다시 윤기를 되찾았으며, 주름살도 줄어들었고, 머리카락이 빠지지 않게 되었다. 여기에 크림 등 미용 영양제를 바르니 더욱 효과적이었다.

배를 치료하면 면역력이 향상되어, 습진이나 건선, 뾰루지 등의 질환도 없앨 수 있다.

음식물

피부세포(피부, 머리카락, 발톱, 손톱)를 제대로 길들이고 피부 노화를 방지하기 위해서는, 배가 필수 비타민과 항산화 및 항유해산소(97, 98, 99쪽 참조), 몇몇 필수 지방산을 흡수해야 한다. 장내 음식물의 발효를 유발하고 셀룰라이트를 만들어내는 당분의 과다섭취로 인한 악순환은 경계해야 한다.

🌿 비타민 B군 식품의 섭취는 미용에 매우 중요하다.

- B_1 : 항산화제로서 탄수화물의 소화와 지방의 에너지 변환을 도와준다.
- B_2 : 피부결이나 손발톱, 머릿결에 있어, B_2는 세포의 올바른 기능 및 유지에 반드시 필요하다. B_2의 기능은 비타민 A에 의해 강화된다.
- B_3 : 세포에 산소가 충분히 공급되도록 도와주며 태양광선으로부터 피부를 보호해준다.
- B_5 : 항산화제이자 노화 방지 역할을 하는 B군 가운데 가장 중요한 비타민. 피부와 점막, 손발톱을 보호해준다.
- B_6 : 피지 등의 지방 분비를 조절하는 것으로, B_6가 결핍되면 습진이 생기거나 머리카락이 빠진다. B_6 역시 항산화제이다.
- B_8 : 순환계와 피부에 필수적인 비타민이다. B_8이 결핍되면 머리카락이 빠지거나 피부염에 걸릴 수 있다.
- B_9 : 적혈구 생산을 도와주며 면역력을 강화시킨다. 세포를 생산하고 피부를 재생시키는데 도움을 준다.
- B_{12} : 피부톤이나 밝기 등 피부의 질을 향상시킨다.

비타민 B군 식품
- 맥주의 효모, 밀의 싹
- 건조한 채소와 숙주

- 신선한 녹색 채소 : 시금치, 호박, 양배추, 상추, 부추, 껍질 완두콩, 마늘, 양파, 버섯, 아보카도
- 기름기 없는 고기와 부위 : 간, 신장, 허파, 가금류
- 생선과 갑각류 : 참치, 대구, 서대, 정어리, 청어, 게, 보리새우, 굴 등
- 달걀
- 유제품 : 우유, 치즈
- 견과류 : 호두, 아몬드
- 과일 : 밤, 바나나, 대추야자, 무화과

누구나 알다시피 미용의 최대 적은 지나친 과음과 흡연, 자극제의 과다섭취이며, 이밖에도 지나치게 자외선에 노출되면 흑색종이 크게 증가하여 피부암을 유발할 수 있다.

복식호흡

복식호흡은 독소 제거 과정을 가속화하고, 각종 체내 순환을 조절해주기 때문에 피부 노화도 늦추어준다. 또한 섬유아 세포(동물의 섬유성 결합조직의 주요 세포. 콜라겐 섬유를 산출하는 세포로 겉모양은 가늘고 길며 평평한 것이 많다 - 옮긴이)가 만들어내는 콜라겐을 유지시켜준다. 이로써 주름의 생성을 피할 수 있다.

흥분되거나 가라앉는 감정, 거북감, 스트레스가 발생하면 복식호흡을 실시한다(39쪽 참조).

두 뇌의 체조

근육질의 평편한 배는 아름다움의 담보물이다. 날씬한 배를 유지하는데(혹은 되찾는데) 두 뇌의 체조만큼 좋은 것이 없다. 이 체조는 장내 음식물의 발효 및 만성 소화불량, 결합조직의 염증(셀룰라이트) 등을 막아준다.

또한 신체 부위 여러 곳에 영향을 미치기 때문에 셀룰라이트로부터 안전하게 지켜주며, 우리가 원하는 특정 부위를 가꾸도록 도와준다. 이 방법은 두 뇌를 이용하고 상상력을 동원해 살빼기를 하는 것으로, 간단하게 성공하여 자신감과 즐거움을 되찾을 수 있을 것이다(119쪽 참조).

두 뇌의 자가 마사지

앞에서 제안한 자가 마사지 가운데 특히 얼굴과 머리, 배의 자가 마사지는 미용에 아주 좋다.

두 뇌의 신경(그리고 미주신경)을 자극하는 얼굴과 머리의 자가 마사지(65쪽 참조)는 자율신경계를 진정시키고, 에너지를 활성화하며, 몸의 긴장을 풀어주고, 주름 생성을 방지해준다. 피부를 탄력 있고 부드럽게 해주며, 종종 간관과 쓸개의 기능 장애로 인해 생기는 눈 아래 큰 주름과 자율신경계가 이상하다는 징후인 지방질 군살을 없애준다.

배의 자가 마사지는 피부의 혈관조직을 자극시키며 불순물을 제거하고, 피부를 더욱 부드럽게 만들며 셀룰라이트 덩어리를 제거해 준다. 한마디로 온몸에 영향을 미친다. 그런데 이것을 미용 문제에 부분적으로 이용하려 드는 많은 여성들이 정보 부족으로 효과를 얻지 못하고 있다. 미용의 핵심 역시 배 건강에 있다.

즐거운 운동

운동은 배의 긴장감을 풀어주며, 미용에도 두 가지 효과를 준다. 손끝과 같은 주변부를 포함한 체내의 모든 순환을 자극함으로써, 체내 시스템을 활성화하고, 결합 조직에 쌓인 독소를 몰아내주는 것이다.

지구력 운동을 규칙적으로 하지 않는다면, 결코 아름다움을 지속적으로 간직할 수 없다(110쪽 참조). 걷기, 자전거 타기, 수영, 스키, 골프, 인라인스케이트 등을 하면, 영양크림을 바르는 등 외적으로 가하는 아름다움의 노력이 더욱 효과적인 결실을 맺을 것이다.

복식명상

남성이든 여성이든 진정한 아름다움은 마음에서 오는 빛이며 인성을 반영한다. 복식명상은 인간의 진정한 아름다움이 드러나게 해주며, 어떤 눈가림도 없이 보이는 그대로의 모습을 더욱 아름답게 해줄 것이다. 아름답다는 것은, 두 뇌의 조화와 더불어 진정한 자기 자신이 되는 것이다(139쪽 참조).

심장병 등 순환계 질환

심장은 오랫동안 제2뇌로 간주되어 왔다. 이제 그 위상이 배에 밀려났으나, 아직도 모든 병인에 있어서 선두자리를 지키고 있다. 나는 이 일을 시작하면서부터 배를 집중적으로 보살핌으로써, 심각한 순환계 질환의 위험을 크게 줄일 수 있다는 사실을 알게 되었다.

심장병 등 순환계 질환의 대부분은 나쁜 콜레스테롤의 축적이나 지나치게 높은 혈당(당뇨병), 순환기의 전반적인 기능 저하에 직접적으로 관련되어 있다. 다시 말해 이러한 증상의 원인이 마련되는 곳이 바로 배이다. 심장이 아프거나 이상이 생기면 우리는 심장을 치료한다. 의학계는 이 부문에 있어서 놀랄 만한 진보를 이룩하였으나, 배의 건강, 배와 제1뇌의 관계 등에 대한 연구는 여전히 매우 미흡한 상태이다.

심장이 혈관에 많은 피를 공급하여 각종 감염에 맞서 싸울 수 있도록 해주어야 한다. 누차 반복해 강조하는 바이지만, 장내 박테리아의 부족으로 소화불량에 걸려 상태가 좋지 않은 배는, 심장을 피로하게 만들며, 심장 박동을 점진적으로 빠르게 만든다(숨가쁨, 가슴의 통증, 두통, 우울증, 제1뇌의 장애).

놀라운 사실로 여겨지겠지만, 뇌와 심장은 배를 통하여 연결되어 있다. 게다가 최근에 발견된 '뉴로트로핀' 이라는 신경전달물질은 배에서 생성되는 것으로 혈압 조절에 중요한 역할을 한다. 따라서 그동안 우리가 전혀 모르고 있던 제2뇌인 배가 수많은 심장 질환의 중재자로 자리잡게 된 것이다. 어떻게 하여 내가 아픈 배를 치료함으로써 저혈압과 고혈압을 낫게 했으며, 자신이 심장병에 걸렸다고 생각하며 아주 불안해하던 환자들에게 희망과 행복을 돌려줄 수 있었는지, 이제 이해할 수 있을 것이다!

복식호흡

복식호흡(39쪽 참조)은 온몸에 산소 공급을 원활하게 하고, 가슴을 발달시키고, 심장근육과 순환계를 튼튼하게 만들어 보호해준다. 특히 세로토닌의 생산을 증가시켜 제1뇌를 통해 심장에 무리를 줄 수 있는 스트레스의 영향을 완화시켜준다. 알다시피 여성의 경우, 스트레스는 에스트로겐의 비율이 줄어들게 만들어 순환계 질환에 대한 면역력을 떨어뜨린다.

음식물

캠브리지 대학의 실비아 티탄(Silvia Titan) 연구팀이 45 ~ 75세의 15,000명을 대상으로 실시한 연구 결과, 규칙적으로 천천히 먹고, 식사 분배를 잘하고(53쪽 참조), 음식물 선택을 잘하면, LDL 콜레스테롤을 포함한 전체 콜레스테롤의 농도가 줄어든다는 사실이 입증되었다.

항산화성 음식물을 선호하고(100쪽 참조), 식사 때마다 과일과 채소(섬유질)를 곁들여 먹는다. 또한 복부에 혈액을 과도하게 집중시켜 당뇨병과 비만의 요인이 되는 지나치게 푸짐한 식사, 너무 기름지거나 단 음식을 피한다면, 제2뇌는 심장질환의 예방에 강력한 지원군이 된다.

흡연은 배가 온몸에 분배한 대부분의 항산화성 비타민(특히 비타민 C)을 파괴하는 것 외에도, 혈관에 문제를 일으키고, 복부의 대동맥을 포함한 동맥을 경화시킴으로써 심장질환의 위험을 가중시킨다. 또한 동맥 폐색을 유발할 수 있는 동맥 아테롬(동맥에 지방성 물질이 쌓이는 현상 - 옮긴이)의 출현을 조장한다.

포도주는 항산화성 물질(타닌, 플라보노이드)을 포함하고 있다. 그래서 나는 아페리티프(식전주)나 디제스티프(식후주)는 피하되, 식사 도중 포도주 한잔 정도는 마시라고 권한다. 마찬가지로 아침이나 점심식사 후 드는 녹차 한잔도 좋다. 녹차는 플라보노이드 성분이 있어 항산화 효과가 있으며, 순환계 질환을 예방해준다.

즐거운 운동

배 건강을 유지할 수 있도록 적절한 운동을 규칙적으로 해주면, 심장질환의 주요 원인이 되는 아테롬성 동맥경화증에 좋은 효과를 얻을 수 있다. 이와 같은 사실은 미국심장협회에서 인정되었다. 다음은 보고서의 일부 내용이다.

"매주 4 ~ 5차례 걷기처럼 적당한 강도로 규칙적인 운동을 해주면, 활성형 프로테인 C의 혈중농도가 낮아지고 혈관의 세포 기능이 활성화된다. 이같은 사항은 특히 유전적으로 순환계 질환의 발병률이 높은 남성에게서 관찰되었다."

두 뇌의 자가마사지

배 마사지를 포함하여 모든 마사지는 순환계에 산소 공급을 최적화하며, 제1뇌와의 관계를 통해 몸과 마음을 이완시킨다. 이로써 심장에 좋은 영향을 미치게 된다. 가슴과 머리의 자가 마사지를 통해 체내 산소 공급을 증가시킬 수도 있다(131쪽 참조).

가슴을 마사지하면 심장도 마사지하는 셈이 되며, 이때 나타나는 결과 중의 하나가 배의 혈액순환을 향상시켜 소화·배설 작용을 원활하게 해준다는 점이다.

복식명상

복식명상은 스트레스를 풀어줌으로써 순환계 질환의 발병을 줄여준다. 미국 국립심장연구소의 연구 결과, 명상은 영적인 차원으로의 몰입을 유도하는 것으로, 뇌혈관 질환과 심근경색의 위험을 줄여준다는 사실이 입증된 바 있다(139쪽 참조).

섹스 장애

사랑행위에서만큼 제1뇌와 제2뇌가 상호보완적으로 연결되는 경우도 드물다. 욕망이 머리에서 발생함과 동시에 뱃속 깊은 곳으로부터 느껴진다. 두 뇌 사이의 조화가 이루어지지 않은 상태에서는 사랑이 아름답게 꽃피기 어려우며, 콤플렉스나 욕망의 결여, 성적 이상 등이 발생할 수 있다.

머리와 배가 조화를 이루지 못하면, 남성의 경우 성적 쾌감을 얻는 것이 거의 불가능해지고, 여성의 경우도 매우 힘들어진다. 건강 상태가 좋지 못한 배라면, 제대로든 간단하게든 사랑을 나누는 것 자체가 이루어질 수 없는 꿈이다. 이런 경우 자신감의 결여, 실패, 우울증으로 치달을 수 있다.

반면에 제1뇌와 원만하게 조화를 이루며, 제1뇌의 욕구를 받아들일 준비가 되어 있는 건강한 배는 쉽게 욕망을 구체화시킨다. 다시 말해 건강한 배는 행복으로 성큼 다가갈 수 있는 육체적·정신적인 성취감과 쾌감을 담보해준다.

성욕 결여, 발기 불능, 질벽 건조, 성불능, 불감증, 조루증, 성교통 등 남녀의 수많은 성기능 장애는, 배 건강을 회복하고 그 가운데 어긋나 있던 두 뇌의 커뮤니케이션이 복구됨으로써 극복될 수 있다. 이러한 접근법은 슈퍼 비타민이나 최음제, 비아그라, 그밖의 모든 자극적 약물(어떤 효과가 있든 이러한 약물들은 부작용이 있기 마련이다)보다 훨씬 효과적이며 부작용이 없다.

나의 이러한 확신을 미국 컬럼비아 대학의 마이클 거슨 교수의 최근 연구작업이 뒷받침해준다. 거슨 교수는 성적 억제(성불능, 불감증, 불임증) 문제와 관련하여, 두 뇌에 공통적으로 작용하는 신경 전달물질 분자인 네트린의 역할을 밝혀내었다.

복식호흡

복식호흡(37쪽 참조)은 사랑을 나누는데 기본적인 요소인 평온함과 자신감을 준다. 또한 배의 모든 에너지를 끌어모아 방출한다. 따라서 배 아래쪽으로 혈관을 집중시켜주며, 그 결과로 남성의 성기 발기와 여성 질의 윤활을 도와준다.

두 뇌의 체조

배에 집중적으로 하는(짐을 밀어올리듯 배를 부풀리고, 짐을 끌어당기듯 배를 집어넣는) 두 뇌의 체조는, 모든 자율신경계의 혈관 확장 및 수축현상을 만들어내는 효과가 있다. 따라서 배 아래쪽으로 혈액이 집중됨으로써 생식기관의 혈액순환이 왕성해지고, 회음부의 근육이 매우 민감해진다. 회음부 근육의 수축운동을 5초 동안 10 ~ 20회를 연속으로, 하루 2 ~ 3 차례 실시하는 것이 좋다. 이와 같은 골반의 꾸준한 운동으로 아름다운 성생활을 누릴 수 있게 될 것이다(119쪽 참조).

두 뇌의 자가 마사지

배와 뇌는 떼어놓을 수 없는 쾌감의 축이다. 자가 마사지는 리비도와 오르가슴에 도달할 수 있는 능력을 향상시키고, 피부 접촉을 통해 몸과 마음을 안정시킨다(131쪽 참조). 성행위에 앞서 부드럽게 마사지하면, 성불능과 불감증을 극복할 수 있다.

음식물

성적 쾌감과 당신 사이를 방해하는 것은 제1뇌만이 아니다. 만약 식생활의 측면에서 배를 소홀히 한다면, 배도 쾌감을 방해한다. 지나치게 푸짐하거나 기름지고 영양가 높은 식사, 혹은 술을 많이, 곁들인 식사를 한다든지, 식사 후 술과 담배를 하게 되면, 두 뇌가 피로해지고, 성적 쾌감이 줄어들 수 있다.

사랑을 제대로 나누려면 음식물을 잘 선별하여 가볍게 먹도록 한다(69쪽 참조). 흔히 성욕을 불러일으킨다는 음식물이 실제로 그러한 경우는 드물다. 무조건 신뢰하지 말기 바란다.

복식명상

많은 경우 성기능 장애의 원인은 각자의 개인사에 원인이 있으며, 배는 개인사의 상흔을 간직하고 있다. 복식명상은 그러한 고통스러운 기억 너머를 들여다보게 해주며, 더욱 긍정적인 미래로 나아가 도록 도와준다. 또한 성기능에 영향을 미치는 일상생활의 스트레스나 정서불안증, 사회적 압박, 자신에 대한 불만족, 커뮤니케이션 부족, 수줍음, 고독 등의 장애물을 극복하도록 도와주며, 그런 장애물로부터 당신을 멀리 떼어놓는다.

우리는 복식명상을 함으로써 두 뇌를 조화롭게 하고, 감정을 안정되게 만들 수 있다. 이런 효과는 우리가 자신있게 이성에게 다가서게 만들고, 자연스럽게 커뮤니케이션을 할 수 있으며, 급기야 욕망과 사랑의 문을 열어준다. 이 모든 행복이 두 뇌를 제대로 어울리게 만든 덕분이다(139쪽 참조).

노화 현상

남성이든 여성이든 나이가 들면 배가 무거워진다. 즉 뱃살이 찌면서 살이 물렁물렁해지고 척추의 형태가 불균형해지는 것이다. 자연히 등이 굽게 되고 이에 따라 정서적 비관주의와 다른 노화현상도 가속화된다. 조로 증상(야망의 결핍, 피로감, 비관주의)을 보이는 30대 젊은이가 있는가 하면, 건강관리를 잘해 나이보다 훨씬 젊어보이는 60대도 많다.

이 '젊은 노인들' 의 배는 제1뇌와 함께 에너지를 최대로 끌어모으고, 면역세포를 지속적으로 만들어내고 있다. 때문에 이 노인들이 병에 걸리는 경우는 매우 드물다. 민첩성, 낙관주의, 열린 사고 방식, 특히 성적 능력을 그대로 유지하고 있는 등 노화의 공격에서 비껴나 있다.

평편한 배, 이것은 곧 산소 공급이 아주 잘 되어 기능을 제대로 발휘할 수 있는 제2의 뇌이다. 건강한 배, 이것은 곧 노령으로 인한 질환, 특히 순환계 질환과 암, 알츠하이머병 등 3대 중병에 대해 저항력을 키워주는 최고로 중요한 신체 부위이다.

음식물

나이가 들수록 제1뇌와 연결되어 있는 배 건강에 더욱 주의를 기울여야 한다. 배 건강을 좌우하는 것은 무엇보다 음식물이다. 의학의 아버지인 히포크라테스도 2,300년 전, "당신이 먹는 음식물이 바로 유일한 약이 아니겠는가?"라고 쓰고 있다.

나이가 듦에 따라 식습관에 관련된 질환의 발병률이 높아진다. 이완된 상태에서 자기 입맛에 따라 즐겁게 규칙적으로 먹으며, 최대한 다양한 음식물을 섭취해야 된다. 미각의 상실이나 후각의 감퇴, 침의 감소 등을 유발할 수 있는 단조로운 식생활을 피하는 것도 필수적이다. 비타민, 미네랄, 알칼리성 음식물이 부족한 배는 면역 기능을 더 이상 수행하지 못하며, 제1뇌와도 단절된다.

지나치지 않게, 또 너무 적지도 않게, 충분한 양을 먹어라. 너무 많이 먹을 경우 소화력 둔화, 중독 증세, 콜레스테롤 축적, 심장 피로, 집중력 약화, 혈당량 증가, 체중 증가가 수반되어, 배와 제1뇌의 균형이 깨어지게 된다.

한편 너무 적게 먹을 경우에는 각종 영양소 결핍, 신경증, 에너지 상실, 위축, 정서불안증 내지 우울증, 배의 면역세포 생산력 감소 등이 유발된다. 따라서, 각종 전염병이나 퇴행성 질환에 걸리기 쉬우며 노화도 가속화된다.

신체에 필요한 칼로리는 나이가 들어도 줄지 않는다. 특정 나이부터는 체중 증가나 감소 등 현격한 몸무게 변화가 앞으로 발생할 질환의 전조증상이 되는 경우가 흔하다.

현재 알려진 노화 이론에서는 알칼리성 식품을 선호한다. 과일과 야채는 기본적인 알칼리성 식품이다. 한편 이런 식품은 에스트로겐의 생성과 합성에 영향을 끼치며, 폐경기에 필수적인 피토에스트로겐을 함유하고 있기도 하다(숙주). 그밖에 비타민도 산화방지 작용을 한다.

앞에서 설명한 비타민과 산화방지 성분들을 염두에 두고(97~99쪽 참조), 산화방지 성분이 풍부한 자연적인 음식물을 선택하여 노화의 위험을 멀리하도록 한다.

골다공증을 예방하고 칼슘을 섭취하려면, 적어도 하루에 한번은 플레인 요구르트 한개나 치즈 한 조각 등 유제품을 섭취하고, 식사 때마다 과일을 먹어야 한다. 물은 하루에 1~2리터 정도 마시는 것이 좋다. 물론 운동할 때에는 더 많이 마셔야 한다.

어떤 형태이든 다이어트는 주의할 필요가 있다. 다이어트는 제1뇌와 제2뇌에 온갖 악영향을 끼치며, 신체의 기본적인 신진대사를 흐트러뜨린다. 지방 섭취를 과도하게 절제하는 다이어트가 과연 문제 없을까? 절대 그렇지 않다. 특정한 나이에 이르면, 회복하기 매우 힘든 근육량을 떨어뜨릴 수 있기 때문이다.

단 음식은 배의 적이라는 점을 명심하기 바란다. 다만 블랙 초콜릿은 푸짐하게 식사한 뒤 두 칸 정도 먹으면 좋다.

마지막으로 튀긴 요리, 구운 버터, 햄이나 소시지 등 돈육 가공식품은 최대한 피하도록 한다. 식사 때마다 양질의 포도주를 한두잔씩 마시는 것도 좋다. 물론 독한 술과 담배는 금물이다.

노화에 맞서 싸우는 연구자들은 점점 더 배와 뱃속의 음식물에 초점을 맞추고 있다. 쥐에게 엽산(비타민 B_9)이 풍부한 식이요법을 시켜 알츠하이머병을 방지하는 실험이 실시된 바 있으며, 보스턴의 국립노화연구소에서는 1천 명의 노인에게 엽산 성분의 음식물 중 B_6와 B_{12}의 역할에 초점을 두어 치료법을 연구하였다.

이런 소식을 접할 때마다 흐뭇해진다. 나에게 배 치료를 받고 식습관을 고치게 된 수많은 환자가 말하곤 했다. "주변에서 깜짝 놀랍니다. 내가 이렇게 젊어보인다니, 믿어지지 않나봐요!"

복식호흡

복식호흡은 앞서 보았듯이 체내 독소를 제거해준다. 소장과 대장에서 음식물의 지나친 발효를 막아주기 때문이다. 복식호흡은 장내 점액 분비를 최적의 상태로 유지시켜주며, 이로써 혈액은 영양분을 제1뇌에 이르기까지 온몸에 골고루 공급해준다.

우리의 뇌는 우리의 배로 영양분을 공급받는다는 사실을 잊지 말자! 만성 소화불량이 신체의 모든 조직을 망가뜨리며, 노화에 악영향을 끼친다는 점은 수백번을 강조해도 충분하지 않다.

복식호흡은 이와 같은 만성 소화불량을 몰아내준다는 점에서 노화를 막아준다고 할 수 있다. 다시 말해 복식호흡이 간접적으로 체내의 호르몬 생산을 활성화한다는 점이다. 분비가 활성화되는 호르몬 가운데에는, 부족할 경우 노화가 가속화되는 디에이치이에이(DHEA)가 있다. 물론 여성의 젊음에 있어 필수불가결한 에스트로겐도 있다(39쪽 참조).

두 뇌의 체조

매일 2 ~ 3회씩 규칙적으로 하기 바란다. 나이가 들면 근육량이 감소하기 마련이다. 따라서 근육량을 최대한 유지시켜주는 운동이 절대 필요하다. 근육은 관절을 보호해주고 류머티즘이나 골다공증을 방지해준다. 또한 두 뇌의 체조는 알츠하이머병을 방지해주는 보조 역할을 하는데, 배의 세포와 함께 제1뇌의 뉴런이 움직이도록 만들기 때문이다. 그리고 퇴직할 나이가 되어도 일을 더 잘할 수 있다는 자신감을 만들어주기도 한다(119쪽 참조).

즐거운 운동

마지못해 하는 것이 아니라 스스로 즐거워할 수 있는 운동을 하는 일은 매우 중요하다. 심폐기관을 강화하고 두 뇌에 산소를 공급하여 신체적·심리적 이완이라는 이중효과를 얻을 수 있기 때문이다. 미국에서 65세 이상의 여성 6천 명을 대상으로 실시한 조사에 의하면, 매일 1.5km를 걷거나 1시간 동안 운동을 하였더니, 치매의 위험이 13%나 감소되었다고 한다.

적어도 일주일에 세번 정도는 실시하기 바란다(106쪽 참조).

두 뇌의 자가 마사지

식사를 시작하기 전에는 항상 손가락으로 잇몸을 마사지한다. 그리고 식사를 마치고 나면 반드시 이를 닦는다.

소화가 잘 되지 않을 경우, 손가락으로 찾아낸 아픈 부위를 중심으로 매일 두번씩 배 마사지를 해준다(139쪽 참조). 이렇게 마사지를 하면 자극이 가해지면서, 그동안 게을러져 있던 세포, 간, 이자, 위장, 대장 등이 강화된다.

복식명상

나이가 들어 원숙해짐에 따라 복식명상(139쪽 참조)은 더욱더 필수적이 되며 효과도 높아진다. 복식명상을 통해 당신은 평온한 삶의 정점에 이를 수 있다. 이러한 명상을 통해 만족하는 법, 낙관적이고 즐겁고 행복해지는 법을 배우게 되고(혹은 깨우치게 되고), 스트레스나 우울증도 잘 견뎌낼 수 있다. 미국 켄터키 대학 신경학과의 스노우든(Snowdon) 교수 말이 사실이라면, 이렇게 하여 수명이 10년 이상 연장될 것이다.

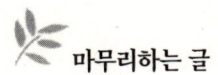 **마무리하는 글**

"모든 질환은 배에서 비롯된다. 또 배와 제1뇌와의 조화가 없다면 어떤 병도 치유될 수 없다."

그 순간, 무척 충격적이었다. 내가 본능적으로 아는 것, 내가 치료사 초기 시절부터 해오던 그것이, 마침내 과학계에서 공식적으로 입증된 것이다!

우리 몸에 문제가 생기면, 우리는 이 병원 저 병원을 찾아다니며 진찰받는다. 갖가지 식이요법을 해보며, 약물치료를 시작으로 온천치료 등 여러 가지 치료 여행을 떠나기도 한다. 하지만 건강의 비밀이 바로 자신의 내부에 있다는 사실은 쉽게 생각하지 못한다. 이 책을 통해, 나는 독자들에게 최고의 치료사는 바로 당신 자신이라는 점을 알려주고자 노력했다.

현대사회는 우리를 숨막히게 한다. 직접적인 커뮤니케이션을 거의 불가능하게 만들고, 텔레비전이나 컴퓨터 앞에 우리를 붙잡아두며, 광고의 노예로 만들어버린다. 그러면서 모두에게 동일한 행동 방식, 즉 획일적이고 전형화된 행동을 요구하고 있다.

나의 7가지 치료법은 인간이 본래부터 갖고 있는 잠재적인 치료 에너지를 되찾아주는 것이다. 성찰하고, 여유로운 시간을 가지며, 걷고 먹으며 생각하고 꿈꾸는 사랑을 할 수 있게끔 도와주는 것을 목적으로 한다.

35년의 경험과 오랜 공부의 결실인 이 7가지 치료법은 모두 실천에 옮기기가 쉬운 것들이다. 시간이나 이동, 업무 등 우리의 일상적 여건을 고려한 것이다. 그리고 기능 장애를 치유하고 각종 질환을 예방할 수 있도록, 곧장 핵심으로 안내하고자 노력하였다.

35년 동안 날마다 등이나 어깨 통증, 만성피로, 우울증, 심장병 같은 순환계 질환, 당뇨병, 과체중, 저체중, 불면증, 변비, 대장암, 생리통, 복통 등으로 찾아오는 수많은 환자들을 치료하면서, 나는 놀라움을 금치 못한다.

우리의 건강을 책임지고 관리하는 자가 바로 우리 자신이거늘, 왜 우리는 이토록 건강관리를 잘못하는 것일까? 왜 우리는 끔찍한 기능 장애를 치료하기 위해, 혹은 치료를 완성하기 위해, 스스로 자신의 몸을 관리해야 한다는 의식을 갖지 못하는 것일까?

진정으로 우리는 건강한 삶을 원하는가. 아니면 약물이나 온갖 치료, 혹은 기적의 약에 의존하고자 하는가?

내가 줄곧 주장해온 바이지만, 기적은 바로 우리 스스로 만드는 것이다. 진정으로 자신의 건강을 온전하게 돌보고 싶은 바람이 있다면, 이 책이 확실하게 도움을 줄 것이다.

몇 가지 자잘한 습관을 바꾸고, 스스로 알아채지 못했지만 심각한 문제가 될 수 있는 요인을 고쳐나간다면, 또 인간이 원래부터 지니고 있는 신체적·정신적 무한한 가능성을 의식하고, 더 이상 배가 아픈 일이 없게 된다면…….

우리는 이 책을 통해 두 뇌의 조화 속에서 자신과 완벽한 균형을 이루며 살아가는 또 하나의 방법을 새롭게 터득하게 될 것이다. 즐겁고 편안하며 건강하게 사는 인생을 되찾게 될 것이다.

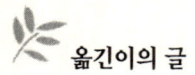 옮긴이의 글

타고난 자연의 치유력을 회복하는 법!

요즘 들어 가장 자주 쓰이는 단어를 찾는다면, 그 가운데 하나가 웰빙일 것이다. TV채널마다 건강을 주제로 하는 프로그램들이 높은 시청률을 올리며 인기리에 방영되고 있으며, 서점 진열대에 즐비한 각종 건강 서적을 보더라도, 건강에 대한 우리의 관심이 얼마나 높아졌는지 실감할 수 있다.

문득 이런 시대적 흐름에 비춰 나를 돌아본다. 게으름이랄까? 운동을 하긴 해야 할 터인데, 바쁜 일과 속에서 특별히 운동에 할애할 시간을 찾기란 쉽지 않다. 잠자고 밥 먹는 시간 외에는 늘 컴퓨터 앞에서 지내는 나의 하루는 흔히 말하는 나잇살, 즉 뱃살을 찌우기에 충분했다. 가끔씩 찾아오는 소화불량과 변비에는 그때그때 알약을 구입해 먹곤 했다. 더부룩한 배, 펑퍼짐한 뱃살은 과연 운명적인 나잇살인가?

카이로프랙터, 식이요법 전문가이자 물리치료사로서, 프랑스에서 아주 유명한 피에르 팔라르디의 이 책을 읽고 번역하면서, 나는 뱃살의 진실을 속속들이 알게 되었다.

피에르 팔라르디는 우리에게 다소 생소한 이론을 펼친다. 어떤 질환으로 찾아온 환자든 그는 우선적으로 배부터 치료한단다. 어깨가 아픈 환자도 배를 보면 단단하게 경직되어 있거나 경련이 있다. 공기연하증이나 위염처럼 소화기관에 관련된 병은 그렇다 치더라도, 우울증이나 만성피로, 성 장애, 천식 등의 원인도 바로 배에 있다는 사실은 그저 놀랍기만 하다.

어떻게 각종 질병의 원인이 배에 있다는 것일까? 배는 단순히 우리 몸의 한가운데를 차지하고 있는 부위가 아니라, 면역 시스템이자 신경 시스템이며, 면역세포의 중요한 생산자이기 때문이다.

자부심 강한 팔라르디의 어투가 다소 거슬릴 수도 있겠다. 하지만 최근 들어 과학적으로 입증된 사실 — 배는 제2의 뇌다! — 을 어릴 적부터 체험해온 자신의 경험과, 이런 자신의 질환을 혼자의 노력으로 스스로 완치시킨 능력을 눈 여겨볼 필요가 있다. 그리고 35년 동안 그가 치료해온 숱한 유명인사(파블로 피카소, 발렌시아가, 루돌프 누리예프, 오드리 헵번, 믹 재거, 프랭크 시나트라, 조제프 케셀, 로맹 가리, 실뱅 플루아라, 지아니 아그넬리, 장 프루보스트, 카리타, 에르베 미유)를 비롯한 수많은 환자가 그를 기다리고 있다. 또 그가 낸 여러 권의 저서가 모두 베스트셀러가 되었다는 점도 주목해보자.

이제 우리가 그의 치료법을 직접 익히고 생활화하여 효과를 느낀다면, 그의 강한 어투는 자신감에서 오는 확신임을 금세 눈치챌 수 있을 것이다.

지은이가 제시하는 복식호흡, 천천히 규칙적으로 먹는 습관, 올바른 음식물의 선택, 즐거운 운동, 두 뇌의 체조, 두 뇌의 자가 마사지, 복식명상 등 모두 7가지 치료법은, 결국 하나의 메시지를 전달하고 있다.

"정작 배가 아프다는 신호를 강하게 보내야만 겨우 관심을 가지던 우리의 배, 잠들어 있는 우리의 배를 일깨워, 사랑하고 아끼고 보살펴라!" 또한 그의 치료법이 겨냥하는 궁극적인 목표는 우리 머릿속의 뇌(제1뇌)와 몸 가운데에 위치한 뇌(배, 제2의 뇌)의 커뮤니케이션을 복원하는데 있다.

이 치료법 중에서 번역을 마친 지 수개월이 지난 지금까지도 계속 실시해오고 있는 것은 복식호흡이다. 그전에 복식호흡이란 요가나 단전호흡 센터에 가서 특별히 배워야만 하는 것으로 생각했었다. 하지만 복식호흡은 이 책에 실린 다른 방법들과 마찬가지로 매우 쉽게 익힐 수 있는 것이다. 습관처럼 언제나 행할 수만 있으면 큰 효과를 얻을 수 있다.

날마다 수 차례, 한번에 5회씩 행하는 복식호흡은 복잡하고 피로한 마음과 머리에 안정과 이완을 주는 탁월한 방법이다. 특히 지은이 팔라르디는 하루 50회 복식호흡을 하는 것은 산소 섭취의 면에서 10km를 걷는 것과 동일한 효과가 있다고 한다.

제3부에서는 쉽고 간단한 방법을 통해, 건강상태를 호전시키거나 완전히 치료할 수 있는 분명한 가이드를 제시한다. 구체적 질환에 대하여 간명하게……. 가령 늘 책상 앞에 앉아 하루를 보내는 젊은 여성에게 빈번한 변비의 경우, 흔히 알려진 바와 달리, 생야채와 과일의 지나친 섭취는 섬유질 과잉으로 장의 점막에 무리를 주어 오히려 변비 증세를 악화시킬 수 있으며, 또 섬유질이 풍부하다는 시리얼 바 등 다이어트 식품은 기대했던 효과는커녕 배에 가스만 차기 일쑤라고 일갈한다.

올바른 식생활로의 변화, 몸과 마음의 이완, 즐거운 운동, 두 뇌의 체조, 두 뇌의 자가 마사지, 복식명상 등이 필요하다고 가르쳐준다. 이것은 인위적인 치료가 아니라 인간에게 본래부터 잠재되어 있던 치료 능력을 일깨우는 방식으로, 아무런 비용과 부작용이 없는 진정한 치료법이라고 말할 수 있다.

피에르 팔라르디와 함께 하는 배의 관리에 현대인의 건강이 달려 있다!

2004년 12월

박정연

옮긴이 박정연
연세대학교 불어불문학과 졸업
이화여자대학교 통번역대학원 한불번역학과 졸업
현재 전문번역가로 활동중.
대표적인 번역서로
『오페라의 여왕 마리아 칼라스』(이마고)
『우울증 웃어야 산다!』(예신)
『외모의 무게』(동문선) 등이 있다.

생명의 근원인 배 …
배를 잡아야 온몸이 건강하다

펴낸날   2005년 2월 07일 1판 1쇄
지은이   피에르 팔라르디
옮긴이   박정연

펴낸이   김혜숙
펴낸곳   도서출판 참솔
등록번호   제8 - 244호
주소   121 - 718 서울시 마포구 공덕동 404 풍림빌딩 521호
대표전화   3273 - 6323
팩시밀리   3273 - 6329
이메일   charmsoul@charmsoul.com

값   9,700 원
ISBN 89-88430-42-5 03590